うつ病の人の気持ちがわかる本

慶應義塾大学名誉教授
保崎秀夫

主婦の友社

うつ病の人の気持ちがわかる本

目次

第4章　治っても、再発の予防は忘れずに

第5章　双極性障害についても知っておきましょう

編集協力／高木克育　装丁／後藤葉子（ＱＵＥＳＴＯ）
カバーイラスト／藤原ヒロコ　写真／高木康允
レイアウト／㈲イグズ

プロローグ

「はい、こんにちは。どうかされましたか」

初めての患者には、私はこんなあいさつをしながら、まずその人の様子を見ます。口数も少なくじっとうつむいている人、何か気に入らない様子でふてくされたような態度をとる人、私の姿を見たとたんに泣き出す人。うつ病かもしれないと相談に来る人には、いろんなタイプがあります。

ときには私の目の前で、一緒についてきた奥さんと口げんかが始まることもあります。ご主人がいやがって、こちらに連れてくるまでに、その奥さんはかなり説得したのでしょう。ご本人は、しぶしぶという感じで来たようです。

初めの印象といえば、こんな患者もいました。診察室にはご夫婦ふたりで入ってきて、ご主人がいかにも快活な感じであいさつをしました。その後ろにいた奥さんは、沈み込んでいて、暗い感じです。てっきり、この奥さんが患者だと思い、私の前に座ってもらいました。ところが、反対だったのです。うつ病の患者の中には、「自分は病気などではない」と、元気を装う人もいるのです。これには、私もすっかりだまされてしまいました。

何を聞いても、まったく口をきいてくれない人もいます。これが一番、困ります。本人から、今、どのような状態かを聞くことが診察の基本だからです。

患者や家族には、こんなことを聞きます。

「今のような状態になったのは、いつごろからですか。それはどのように変化してきましたか」

「どんなふうに苦しいのですか」

「最近、何か治療を受けましたか。その結果はどうだったでしょう」

「日常生活、家族関係、友人関係、学校や職場などに何か問題がありましたか。そのために、ストレスを強く感じましたか」

「体に問題はないですか。生理は順調ですか」

「お酒やタバコなど、日ごろからたしなんでいる嗜好や趣味に変化がありましたか」

そして「これまでにも、同じような状態になったことがありますか」「これまで、これといった理由もないのに仕事（学校）を休んだことがありますか」「眠れなかったり、食欲がない日が続いたことがありますか」。これは、初めての発病かどうかを確かめるために聞きます。「ご家族に、あなたと同じような状態になったかたがおられますか」ということも聞きます。

症状は、だいたいうつ状態の人が多いのですが、念のために次のようなことも聞いておきます。「元気が出すぎて、困ったことがありますか」「ふだんはしなかったようなことを、してしまったことがありますか」。

これは躁《そう》状態があったかどうかを知るためです。

このほか家族の状況や既往症、また本人の性格はどうだったか、なども聞いておきます。

本人ばかりではなく、家族からもお話を聞きますし、場合によっては患者の勤め先や学校などの人から状況を聞くこともあります。

私たちは、こうしたさまざまなことを総合して、この人はうつ病なのか、そうでないのかを判断するわけです。

ですから、相談に見えるときには、なるべく家族や本人と親しい人が一緒であることが望ましいのです。

でも最近は、自分はうつ病かもしれないと思って、一人で診察に来る人もずいぶん増えました。うつ病についての情報が普及して、言葉は変ですが、気軽に精神科医を訪ねてくる人が多くなったということでしょう。私の若いころとくらべると、まさに隔世の感がします。

たしかに、うつ病というのは、現代人ならだれでもかかる可能性がある、いわばありふれた病気です。今や、うつ病を起こす引き金となるような要素が、それこそいくらでもあるわけで、そういう意味では現代病と言えると思います。

うつ病は、きちんと専門医の言うことを聞き、薬をはじめとした適切な治療を受ければ、治る病気なのです。そういうことを知っているからこそ、一人で病院に相談に来る人が増えているのでしょう。

その一方で、うつ病の正確な知識を知らないために、患者を無意識のうちに傷つけてしまったり、精神的に追い詰めてしまっている家族や周りの人がたくさんいることも事実なのです。

医師は、患者がうつ病であると診断すれば、本人にも、そして家族に対しても、それがどのような病気であるか、どのように治療を進めていくか、そしてどのような注意をしなければいけないかなど、治るまでに必要な大事な話をします。

でも、そうした大事な話の内容を忘れてしまい、患者の回復に支障をきたしてしまう例が多いこともたしかです。もちろん、患者本人も、また家族にとっても初めてのことであれば、先生の言っていることを理解しにくいことがあったのかもしれません。この病気をあまりにも軽く見てしまったのではないかと思われる例もあります。

いずれにしても、治療にあたっては、正しい知識をしっかりと頭に入れて、先生の言うことをきちんと実行することが基本です。

本書では、まずうつ病に関する正しい知識を、もう一度おさらいをしてもらい、そのあとで家族はどのようなケアをしたらよいかを、事例をまじえながら具体的に説明していきたいと思います。

症状で言うと、うつ状態だけのものと、躁状態とうつ状態を繰り返す双極性障害とがありますが、患者の数ではうつ状態だけのケースが圧倒的に多いので、本書もそちらを中心に説明を進めます。躁だけのものと双極性障害は、治療の薬や注意すべきことが多少違いますので、これらについては一番最後に別に章を設けて説明することにします。

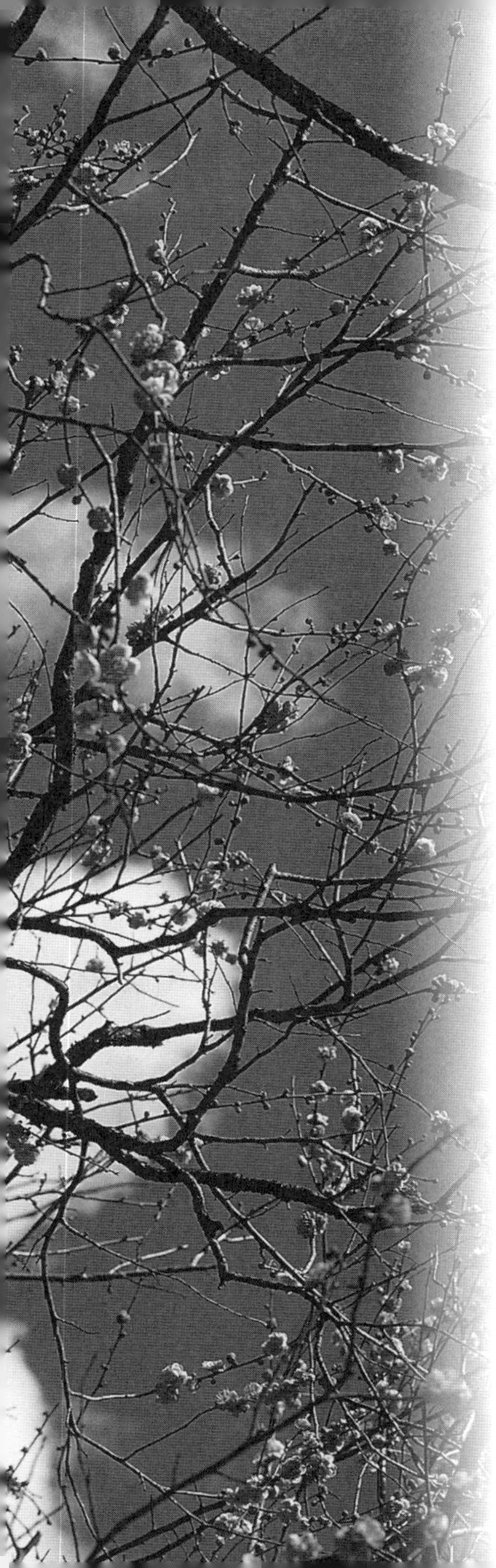

第1章 うつ病の知識をおさらいしましょう

患者がうつ病であると診断すると、先生は必ず本人、そして家族が一緒に来ていればその人にも、うつ病がどんな病気であるか、本人がどのような状態か、そしてこれからどのような治療をしていくかなど、たいせつな話をしてくれます。また、家族にはどのようなことに注意してケアを進めていったらよいか、ということも説明してくれるはずです。

ところが、ご主人がうつ病と診断されて、初めてこの病気に出合ったためにあわててしまい、先生の話を聞くのがおろそかになってしまう奥さんもいます。逆に、軽く考えて聞き流してしまったという人もいます。

でも、うつ病に関する知識を知っているのと、知らないでいるのとでは、ケアをする人にとっても大きな違いが出てきます。そこで、まずおさらいの意味でうつ病というのはどのような病気か、基本的な説明をしていきましょう。

一　うつ病の症状を知る

　以前、よく「ブルーマンデー」という言葉を聞きました。日曜日の解放された気分から一転、月曜日になると仕事や学校へ行かなければならない、と重い気分になることをさしているのです。もっとも、最近ではそれよりも前、日曜日の午後から気が重くなる人もいるようですが。これにくらべると、失恋や親しい人との死別は、もっとつらいものでしょう。いずれにしても、こうした落ち込みの気分はだれもが感じるものです。でも、だいたいが一過性のもので、すぐに立ち直ることができます。

　これに対してうつ病は、あくまでも病気であるということを、まず頭に入れてください。

　では、どういう状態が病気か。実はこれがやっかいなことに、ふつうの人には単なるうつの状態なのか、うつ病なのかということは、たいへん区別しにくいのです。また、うつ病そのものでも、軽いものと重いものがあります。さらに、うつ病以外でもうつの状態になる病気もあります。

診断や治療のための分類の仕方についても、いろいろな説があります。それというのも、うつ病に関してはまだまだ解明されていない部分があるためです。多くの体の病気は原因が解明されてきて、ウイルスのせいだとか、体の器官のどこそこが悪いからだとか、一般の人にもわかりやすくなってきました。しかし、うつ病は原因という点では、まだ不明なことが多いのが現状なのです。

そこで、まず初めに典型的なうつ病の症状とはどのようなものかを説明します。そのあとに、症状の重いとか軽いということ、あるいは分類の仕方などを見ていくことにします。

■典型的な症状とは

うつ病か、単なるうつ状態なのか。

一言で言ってしまえば、その違いはそうした状態の程度と持続する期間です。

昔は、憂うつな状態がはっきりと目立つほど程度が強く、常識的に考えてもあまりにも長く続くようであれば、うつ病と判断しました。このあとに説明しますが、本来は原因がはっきりしない内因性のものを典型的なうつ病としていました。

気分としては、「憂うつ」「気分が晴れない」「ふさぐ」「悲しい」「つらい」「苦しい」といった感じが続きます。不安を感じたり、眠れなくなったり、性欲がなくなってしまう人もいます。考え方としては、悪いほうへ悪いほうへといってしまいます。いわゆるマイナス思考です。

体の面にも症状はあらわれます。だるい、食欲がない、下痢、便秘、頭痛、肩こりなどです。

これらの症状は、周りの人には「元気がない」「動作がのろのろしている」「決断ができない」「するべきことをしない」と見えてしまいます。困るのは、落ち込みの気分は日常的にもよくあることなので、「そんな気分は気の持ちようでなんとかなる。精神力でカバーしろ」と言う人が多いことです。うつ病はそうはいきません。精神力ではどうすることもできない病気なのです。

そんな状態がいつまでも続き、症状が重くなれば、日常生活にも支障をきたしてきます。しかも、自分が病気であることを意識できなくなってくる。

うつ病の典型的な症状とは、このようなものです。

■軽いうつ病、重いうつ病

次に、うつ病がどのように分類されているかを見ていきます。

昔は内因性が典型的うつ病

その前に、以前はどのように分類されていたかを説明しておきましょう。分類の基本は、発病の「原因」でした。原因がはっきりしないものを内因性のうつ病といい、これが典型的なものとされていました。

これに対して、うつ病を引き起こした原因がはっきりしているものを外因性、心因性のうつ病と呼び、区別をしていたのです。老化による脳の障害、病気、薬、アルコールなどが原因となって起こるものを外因性、家族が亡くなったり失恋などで精神的なショックが原因となって起こるものを心因性（反応性）うつ病と呼んでいました。

分類としては、この程度でした。

ところが最近になって、その分類の方法が変わってきています。これまでのように「原因」で分類すると、いろいろ不都合なことが出てきたのです。たとえば内因性でもよく調べてみると、いろいろきっかけが見られたり、昇進など喜ばしいことがきっかけとしてあったりして、これまで原因としては考えられていなかったことでも発病しているのです。つまり、発病にはいろいろな要因がからんでいるとの考えが出てきて、内因性と反応性のはっきりした境がわからなくなってきたわけです。

今は症状でも分類する

そんなこともあって、最近は「症状」から分類することが一般的になりました。たとえば、このごろ軽度うつ病とか、軽うつ病という呼び方をよく聞きます。その名のとおり、典型的なうつ病にくらべて症状が軽く、社会的あるいは職業的な適応にはそれほど支障がないものをさします。昔は、こうした軽いものはうつ病の範疇《はんちゅう》には入れないこともありました。

ただし、この分け方には厳密な定義があるわけではないので、その診断にあたっては、医師の判断はまちまちというのが実情です。軽度うつ病は、いわゆる「仮面うつ病」（24ページ参照）や、反応性うつ病によく似た「神経（症）性うつ病」と重なるところもありますし、また神経症（ノイローゼ）にきわめて近いものもあります。それだけに診断もむずかしいわけです。

このため、最近ではこれらをひとまとめにして「気分障害」とか「感情障害」と呼ぶようになっています。これは、従来の躁《そう》うつ病をはじめ、気分変調障害、気分循環症を含んだものです。

実は、この分類の仕方はWHO（世界保健機関）のICD―10（国際疾病分類・第十改訂版）、またアメリカの精神医学会が刊行しているDSM―Ⅳ（精神障害の診断と統計のマニュアル・第四版）とに見られるもので、現在では世界で広く使われるようになっています。日本の精神科の先生がたも、ICD―10を診断の基準の原則としておりますし、最近はDSM―Ⅳを考慮して診断する人も増えているようです。

そこで、参考までにこれらの考え方に少しふれておきます。ICDというのはすべての疾患を取り上げ分類したものですが、精神疾患の症状評価については次に述べるDSMにかなり近いものとなっています。

「大うつ病性障害」と「気分変調障害」

DSMの特徴は、なんといっても症状にもとづいて分類をしたところにあります。

これによって、うつ病が「気分障害」に含まれることになったわけです。この気分障害は、躁とうつを繰り返すいわゆる「双極性障害」とうつ症状だけの「うつ病性障害」とに分けられています。双極性障害については、第5章で説明することにして、ここではうつ病性障害についてもう少し見ていきます。

うつ病性障害はさらには「大うつ病性障害」と「気分変調障害」とに分けられます。「大うつ病性障害」として、次の九つの症状をあげています。

①悲しくなったり、気がふさいだり、意気消沈したりする。
②今まで好きだったものにも興味がなくなり、喜びを感じなくなる。
③食欲がなくなったり、反対に過食になったりする。体重が著しく変化する。
④睡眠障害（不眠、または睡眠過多）。特に朝早く目が覚めてしまう。
⑤精神運動性制止（動作がのろくなる、口数が少なくなる）や、逆に焦燥感のためにおしゃべりになったり、動きに落ち着きがなくなる。
⑥疲れやすかったり、気力が衰える。
⑦むやみと自分をとがめる。
⑧集中力や思考力が落ちたり、決断が困難になる。

⑨死について考えたり、死にたくなる。

これは、従来の典型的なうつ病といわれる状態とほとんど同じです。ＤＳＭではこのうち、①と②を最低一つ含む、五つ以上の症状が二週間以上続き、ふつうの生活がむずかしくなる場合に「大うつ病性障害」と診断されるとしています。しかし、このように期間を限定することには問題があるでしょう。

「大うつ病性障害」は、その症状の内容と程度によって、さらに軽度うつ病、中等度うつ病、重度うつ病に分けられます。この場合、中等度というのが典型的うつ病と考えられます。重度というのは病状が重いときに使う場合と、幻覚や妄想などが目立つ場合とがあります。ただ、これらは厳密に区別されているわけではありません。症状がいろいろと変動するからです。

この「大うつ病性障害」ほど深刻ではない状態、言ってみれば軽いうつ病の状態が二年以上続いた場合を「気分変調障害」と呼びます。

またＤＳＭのもう一つの特徴として、多軸評定といって①臨床像（見た目の様子）、臨床診断、②発達障害、人格障害、③身体疾患、身体状態、④心理・社会的ストレスの強さ、⑤機能の全般的評価という五つの軸から診断することがあげられます。これは、患者を多角的に診《み》ようという考え方なのです。

マニュアルどおりに診断するわけではない

これらは、現代ではいわば国際基準とも言うべきものになっているわけですが、このマニュアルどおりに診断すればよいというものではありません。日本独特の傾向があったり、症状は患者一人ひとり違うからです。

ですから、医師はあくまでもこれは参考にしますが、自分の経験を生かした、患者にふさわしい診断と治療を行っているのです。

前にも説明したように、軽度のうつ病という診断も、医師によって多少異なると思います。これまでのように、軽いものは性格傾向とか神経症として、うつ病とは別な扱いをする医師もいるでしょう。でも、治療という面ではあまり変わることはなく、薬物も同じように使うと思われます。ただし治療の面では、重いうつ病の患者にくらべ、軽度の場合は精神的な働きかけや精神療法もより効果が上がるようです。

軽度のうつ病で注意しなければいけないのは、「軽い」とはいえ、基本的にはうつ病であることから、治療における注意事項はしっかりと守らないといけないことです。

「軽いのだから」と安易に考えて、気を許してはいけない側面があることを忘れないでください。

軽度のうつ病に関連して言うと、最近うつ病が増えてきたとよく言われます。たしかに傾向としては増加していると思います。でも、神経（症）性うつ病、それに気分変調障害など、これまではうつ病とは区別してきた軽度のものも含むようになった結果だ、という意見もあります。つまり、うつ病の裾野が広がったため、カウントされる数が増えたのだという考えです。私も経験的には、典型的なうつ病の患者の数は昔とくらべ、それほど変動していないのではないかと考えています。

死を考えることも

軽度のうつ病だからといって気を許してはいけないと言いました。うつ病の症状の特徴の中にあったように、患者は死について考えてしまいます。それが、ふっと考える程度のこともあるし、その考えが頭から離れなくなってしまう人もいるのです。考えているばかりでなく実行してしまうことがあるので困るのです。うつ病では自分の気持ちをコントロールすることがむずかしくなっていますから、ふだんのときならやらないような思い切ったことをしてしまいます。

なぜうつ病になると死を考えてしまうのか、残念ながら今のところははっきりわかっていません。「死ぬほどつらい」という気持ちはわかるのですが、なぜ実行するに至ってしまうのかがわからないのです。

この症状は、軽いとか重いとかにかかわらず、いずれも可能性としてはあるのです。ですから、軽度のものだからといって、あまりにも楽観的になってはいけないのです。

■症状はいろいろなあらわれ方をする

うつ病は、かつては「躁うつ病」と呼ばれていました。躁状態だけ、あるいはうつ状態だけ、または躁状態とうつ状態を繰り返す病気だとされていました。二つの状態は同じ病気であり、その症状のあらわれ方が違うのだと考えられていたのです。

でも現在は先ほど見たように、躁状態あるいはうつ状態だけを繰り返す「単極性障害」と、両方が起こる「双極性障害」に分けられます。患者の数で言うと、うつの単極性が圧倒的に多く、次が双極性。躁だけというタイプは非常に少なくなっています。

うつ病の症状は、これまで見てきた状態のほかにも、いろいろなあらわれ方をします。

体の不調としてあらわれることも

うつ病のために体にさまざまな症状が出ることがあります。痛みやだるさ、頭痛、肩こり、食欲不振、下痢、便秘など、その症状は多様です。こうした身体的な症状を調べても原因がわからないようなときには、一応、うつ病を疑う必要があります。体の症状のほうが気になって、本人も周りの人も精神面の病気だとは思わないからです。つまり、体の不調の陰になって、うつ病が見えにくい。こうしたことから、これを「仮面うつ病」と呼ぶことがあります。

特に更年期の女性、お年寄りにこのような傾向があります（具体的には118ページ参照）。

さらに体の面ばかりでなく、神経症的な訴えが目立っていて、うつの症状が隠れていることもあります。この場合にも「仮面うつ病」という呼び名が使われることがあります。

季節によってうつになる

季節によって症状があらわれるうつ病があります。これを「季節性感情障害（SAD）」といいます。特に多いのが、秋から冬にかけてうつ状態になり、春から夏にかけて自然によくなるタイプで、「冬季うつ病」と呼んでいます。二十～三十歳代の女性に多く見られ、また地域で言えば、緯度が北へ上がっていくほど多いと言われます。

なぜそうしたことが起こるのかはまだはっきりしませんが、日照時間との関係があるのではないかと考えられています。日本では、大都会で生活する人に多いという傾向があります。

ふつう、うつ病だと不眠や食欲不振が見られるのですが、この場合は逆で、無気力になることに加えて過眠や過食が多くなります。抗うつ薬はあまり効果がなく、光療法が効果的だと言われています。

朝悪く、夜になるとよくなる

うつ病の症状は、一般的には朝調子が悪く、昼過ぎから夜にかけて少しずつ改善していく傾向があります。日内変動と呼ばれるもので、私の患者でも具合が悪いと電話をしてくるのは、ほとんどが朝です。また天候にも左右されることが多いようで、うっとうしい曇りの日や、暗い雨の日などもそうした電話が多くかかってきます。

妄想が起こることも

うつ病が重くなると、妄想が起こることがあります。幻覚や妄想は、以前は精神分裂病に特有の症状で、うつ病では起こらないとされていました。でも最近は、これらの症状も、うつ状態として理解できるものはうつ病の症状であると考えられるようになったのです。

うつ病でよく見られる妄想としては、財産や地位をなくしてしまったなどと思う「微小妄想」、意地悪などをされていると考える「被害妄想」、申しわけない、自分は罪深い人間だと考える「罪業妄想」、自分の内臓が腐っているなどと考えてしまう「心気妄想」などがあります。

お産のあとにうつ病に

お産をしたあと、数日から数週間たってうつ状態になることがあります。これを産褥期《さんじょくき》うつ病といいます。だいたい産後、数カ月ぐらいまでのうちに起こります。特にお産が重かったとか、子どもに障害があってショックを受けたといった特別のストレスがきっかけとなるわけではありません。今のところ、ホルモンのバランスがくずれるために起こると考えられています。

産褥期うつ病では、幻覚や妄想が起こったり、精神錯乱の状態になったりすることもあります。注意しなければいけないのは、赤ちゃんを道連れにした自殺をすることです。十分に気をつけなければいけません（具体的には140ページ参照）。

ラピッドサイクラー

短期間のうちにうつと躁を繰り返すタイプを「ラピッドサイクラー」と呼んでいます。症状がめまぐるしく変わるので、薬の処方がむずかしくなります。

■うつ病の患者の脳の中では

最近は脳の研究が進み、脳の中のメカニズムがだいぶ解明されてきています。

うつ状態のときには、脳内ではどのような状態になっているかも、少しずつわかってきました。

私たちの感情や考えは、脳の中を網の目のように張りめぐらされている神経の働きで生まれます。神経は一本ずつ長く続いているのではなく、神経細胞が連結してできています。その連結部分はくっついておらず、シナプス間隙というすき間があって、情報を伝達するときにはその間にある神経伝達物質が働いて伝わっていくわけです。

神経伝達物質としてはセロトニン、ノルアドレナリン、ドーパミンといった化学物質が発見されています。うつ状態のときには、このセロトニンとノルアドレナリンが減少していると考えられています。抗うつ薬は、これらの神経伝達物質の作用を強めようというものです。

このように、うつ病の患者の脳内ではどんな状態になっているかは、わかってきました。でも、なぜそうなってしまうのかという原因については、まだはっきりしたことはわかっていません。

二　うつ病を引き起こすもの

家族がうつ病になると、なんでこの人はこのような病気になってしまったのだろうと考える人も多いと思います。病気になれば、その原因やきっかけを知りたくなるのは人情です。かぜや感染症なら、いったいどのような状況でうつったのだろうかとか、がんや脳卒中などの成人病なら、血圧、酒やタバコ、ふだんの食生活などを思い起こすかもしれません。

ところが、うつ病となると、心の病気だけに心当たりがまったくなかったり、逆に思い当たることがあったりと、複雑です。先ほども述べたように、うつ病の場合、病気や薬などはっきりわかっているものを除き、その発病の原因となるものはまだ解明されていません。このため、原因をさがすことよりも、さし迫った患者の苦痛を取り除こうということで、症状による診断法が今では一般的になったということを説明しました。

ただ言えることは、少なくとも発病の「引き金」あるいは「きっかけ」になる心理的、環境的状況の要素があることは否定できません。内因性、外因性、反応性というこれまでの分類の話をしましたが、それで言うならば、精神的ショックで起こる反応性のうつ病には「きっかけ」と思われるものが存在しています。

失恋や死別、引っ越しなどでうつ病となるケースが比較的多いのは、そのことを示しています。

先に結論だけを言ってしまうと、あくまでも「きっかけ」は「きっかけ」であって、そのことだけが原因で発病したわけではありません。むしろ患者のそれまで経験してきたさまざまな要因が積み重なり、からみ合って、結果として一つのことが「きっかけ」となっただけなのです。

次に、そうした要因となると考えられているものを見ていきます。

■環境、ストレス、そして性格がからみ合って

きっかけは数えきれない

たしかにうつ病になるときには、きっかけがあることが多いものです。

たとえば、仕事で見ると退職、転勤、就職など。また家庭なら、家庭内の不和や離婚、引っ越し、子どもの独立など。近親者の死や病気、事故などもきっかけになります。失敗については、さまざまな局面でありうるわけで、例をあげたらきりがありません。また、はたから見れば喜ばしい昇進や結婚、家を新築したときなどもきっかけになります。

よく「引っ越しうつ病」とか「昇進うつ病」などと、説明的な名前をつけられるうつ病があります。これは病気の状況を一般の人にも理解しやすくするために名づけられているのですが、引っ越しや昇進などがきっかけとなることが多いからだと思われます。

ですが、これらはあくまでもきっかけにすぎないのだ、と考えてください。

性格は関係あるか

よく、うつ病になりやすい性格があると言われます。

それはどのような性格でしょうか。うつ病になりやすい性格として一般的に知られているのが、「循環気質」「執着気質」「メランコリー親和型」です。

まず、ドイツのクレッチマーが提唱したのが「循環気質」(躁うつ性格、循環性格)というものです。肥満の体型と関係があり、爽快と悲哀という二つの傾向をさまざまな割合で持ち合わせ、活発と緩慢の間を揺れ動き、現実的で環境に順応しやすい性格と説明しています。おしゃべりな陽気者、もの静かでありながらおどけ者、もの静かな情けある人、のんきな享楽者、精力ある実際家などが代表的な型だと言われました。

その後、下田光造博士が唱えたのが「執着気質」です。集中性がある、凝り性、徹底性、きちょうめん、責任感が強いといった性格をさします。

「メランコリー親和型」はドイツのテレンバッハが提唱したもので、きちょうめん、堅実、勤勉、強い責任感、誠実、律義、世話好き、他人に対する気配りをするなどの性格をいい、「執着気質」に似ています。この型の人は、これまでの秩序が変動して新たなかたちになっていく、たとえば昇進、定年、結婚、出産、死別などの状況に直面すると、発病しやすいと見られています。

こうした例を説明すると、すぐに「うつ病は性格のせいなんだ」と誤解されるおそれがあります。また「こんな性格なんか直したい」などと、短絡した考えを持つ人も出てきてしまいます。でも、よく考えてもらえばわかるように、きちょうめんとか仕事熱心、まじめ、責任感が強いといった性格は、むしろ社会的にはたいへんよいとされるたぐいのものです。執着気質や循環気質などは、むしろ日本人としては多数派の性格ではないでしょうか。ところが別な視点で見ると、これらの性格の人は他人に気を配ったり、仕事を能力以上に引き受けたりして、自分が身動きできなくなるような状況に追い込んでしまうことがあるのです。

いずれにしても、性格そのものがうつ病の原因ではないのです。先ほどの「きっかけ」と同様、要素になりうるという程度に考えてください。

ストレスとの関係

これまで環境を含めた「きっかけ」と「性格」が、うつ病を引き起こす要素になりうるということを見てきました。次に、ストレスをうつ病とのかかわりで考えてみましょう。

「ストレスのせいで体に変調をきたした」とか、「ノイローゼになりそうだ」などという会話はよく聞かれます。ストレスというものは、もともとは物理的、化学的、生物学的要因としてあげられていました。でも、現在は精神的なものという考えが一般的になっています。説明の必要もあまりないと思いますが、簡単に言ってしまえば、心に受けた刺激によって起こる精神的緊張です。現代はストレス社会などと言われるように、私たちの身の回りにはストレスのもとになるような事柄がたくさんあります。

ですから、私たちはいつも多くのストレスにさらされているわけですが、通常はストレスを受けても、心の中の働きでそれをうまく処理しているのです。ところが、ストレスの程度によっては、それができなくなることがあります。

あまり強いストレスを受けると、考え方に柔軟性がなくなり、必要以上に問題を深刻に考え、うつ状態になることがしばしばあります。そのような意味では、ストレスがうつ病を引き起こすことは十分に考えられます。

でも、ストレスのすべてが悪いというわけではありません。むしろ問題は、同じ刺激でも、それをなんとも思わない人と、人によっては耐えられないほどの精神的な苦痛となるということです。その人の置かれた状況や環境、性格というものが、左右するものと思われます。

何度も言うようですが、うつ病の原因はまだはっきりとわかっていません。でも、これまで見てきたように「きっかけ」とか「性格」がある程度関与していることは否定できないと思います。悪い環境だとか、環境が変わったりしたときに、強いストレスを感じるか否かなどが問題となります。

発病の「きっかけ」がはっきりしているうつ病を、以前は「反応性うつ病」と呼んだりしたわけです。「ストレス」の受け止め方や「性格」、それまでの心に与えられてきたさまざまなこと、それらがいくつも重なり合った結果、うつ病になる可能性があるということなのです。決して、原因が一つということはないのです。

ですから、患者の発病の原因を一生懸命さがそうとする人が多いのですが、それはあまり意味がありません。意味があるとすれば、患者が回復したあと、再発を防ぐための方策としてでしょう。

ここで「心的外傷後ストレス障害（ＰＴＳＤ）」についてもふれておきましょう。これは大規模な自然災害や戦争、事故、あるいはレイプなどの被害にあったあと、その人に起こるさまざまな精神的な障害をさします。これもストレスが原因とされています。一九九五年の阪神・淡路大震災後、被災者の中にもこのＰＴＳＤが多く見られました。そのうちで、うつ状態になった人や自殺をした人が出たことは、まだ記憶に新しいところです。

■病気や薬がうつ状態を引き起こすことがある

これまで、うつ病を引き起こす精神的な要因を見てきました。実は、体の病気のためにうつ状態になったり、さらにうつ病になることもあります。また、別の病気を治すために使っている薬が引き起こすこともあります。次に、それについて説明します。

どんな病気がうつになりやすいか

「がん」にかかったことを知ったためにうつ状態になるケースがあります。最近はがんになっても治ることが多くなりましたが、そうは言ってもそれを知って精神的ショックを受ける本人や家族は多いと思います。どうしても死と結びつけて、うつ状態になってしまう。周りも、それがよくわかるために、うつ病だとは気がつかないことが多いようです。

「糖尿病」にかかっている人でうつ状態、あるいはうつ病になるケースもあります。糖尿病にかかったために、落ち込んでしまうということもあるでしょうが、その因果関係はまだはっきりしていません。うつ病は糖尿病の治療にも影響することがあるので、注意が必要です。

「心筋梗塞」は生死にかかわるこわい病気だけに、この病気のあとは精神的に不安になったり、うつ状態になりやすいと言われています。

結合組織がおかされる膠原《こうげん》病の一つ「エリテマトーデス（SLE）」は高熱、筋肉痛、関節炎などの症状が出ますが、この病気でもうつ状態になることがわかっています。

また「インフルエンザ」でも、重症の場合にはうつ状態が起こると言われます。「肝臓病」や「腎臓病」でも起こることが多いと言われています。

このほか、アルコール依存の人がうつ状態に陥ることもあります。

うつを引き起こしやすい薬

うつ状態を引き起こす薬としては、「インターフェロン」がよく知られています。これはC型肝炎などの治療に使われるものですが、この病気自体、肝硬変や肝がんなどになる危険があるため、それだけでも気分を落ち込ませることがあります。

「ステロイド薬（副腎皮質ホルモン剤）」でもうつ状態が起こります。これは全身性エリテマトーデスや慢性関節リウマチなどの膠原病、アレルギーの病気などで使われます。

三　うつ病と似ている病気

病気の中には、うつ病と似た症状が出るものがあります。また、神経症なのか軽いうつ病なのか、その境が専門家でなければわからないものもあります。

うつ病をより明確に理解するためにも、こうしたまぎらわしい病気についても知っておくとよいと思います。

軽度うつ病と神経症

神経症（ノイローゼ）というのは、ある意味でたいへんポピュラーになっています。ちょっと気分が落ち込んだりすると、「ノイローゼだろう」と軽く思われてしまいます。

実は、神経症についてもはっきりした定義はありません。おおざっぱに言うと、いわゆる精神病ほど重症ではなく、ストレスやショックなど精神的な原因によって発症し、心身の状態についてあれこれ思い悩む、といったところでしょうか。症状はさまざまなかたちであらわれます。基本的には不安が中心ですが、緊張、イライラ、恐怖、不眠などで、どきどきしたり、めまいや吐きけ、ふるえなど体にも出てきます。

うつ病と神経症はまったく別な病気なのですが、特に軽度のうつ病と非常によく似たところがあるのに気づくでしょう。初めは神経症だと思われていたのが、あとでうつ病だとわかったということもあります。それだけ、その区別はむずかしいのです。ですから、うつ病の始まりなのに、周りの人々が「これは単なるノイローゼだ」と軽く考えて、治療が遅れてしまう例が出てきてしまうのです。

さらに「神経（症）性うつ病（抑うつ神経症）」となると、反応性のうつ病との境がわかりにくいほど、症状もよく似ています。でも、こちらは他人の働きかけに影響を受けやすく、また自殺を企てない（必ずしもそうではありませんが）とされています。これに対してうつ病では、他人の働きかけにあまり反応することはありません。

このほかにも、うつ病と症状がよく似ている神経症には「不安神経症」「強迫神経症」などがあります。

神経症という診断のかわりに自律神経失調症とする医師も多く、これはストレスなどの影響によってめまいや動悸、頭痛など体の症状がいろいろで、いわゆる「仮面うつ病」に似ています。また「仮面うつ病」に似た症状では、「心身症」があります。これもストレスなどの精神的な原因で体が悪くなる病気で、胃潰瘍《かいよう》、十二指腸潰瘍、高血圧、気管支喘息《ぜんそく》などが代表的なものです。

精神分裂病や人格障害などとうつ病

「精神分裂病」というのは、思春期から青年期に多く発病する病気です。幻覚や妄想などが見られます。この精神分裂病の始まりのころに、よくうつ状態が見られますが、その時点でうつ病かどうかの診断は非常にむずかしいというのが実情です。また、幻覚や妄想などの症状がおさまったあとで、うつ状態になる（精神病後うつ状態）こともあります。

また、感情の波が激しく、人間関係がよいときと悪いときがあったりして不安定で、衝動的な行動をとってしまう「境界性人格障害」も、しばしばうつ状態が出て、うつ病とよく似ています。このタイプの人は、何度となく手首を切るようなことをしたり、自殺を企てたりしますので、注意が必要です。

最近、注目されてきている「慢性疲労症候群」も、うつ病と似た症状が出ます。この病気も原因ははっきりしていませんが、強い疲労感が症状の中心となり、それが半年以上続きます。また「パニック障害」「てんかん」「非定型精神病」でも、うつ状態があらわれる場合があります。

脳の疾患でもうつ状態が出る

先ほどは、がん、糖尿病、心筋梗塞など、うつ病を引き起こしやすい体の病気について説明しましたが、脳の疾患でうつ状態があらわれるケースもあります。

うつ状態を伴いやすいことで古くから知られているのが「パーキンソン病」です。この病気は中年に発病することが多く、手足のふるえが特徴で、このほか動作が緩慢になったりします。

「痴呆」でもうつ状態が起こります。一方、うつ病には「仮性痴呆」と呼ばれるものがあって、うつ状態のほかに知的水準が低下したり、記憶力が衰えたりするように見えます。ただ、この場合はうつ病が治れば痴呆のような症状は消えます。とは言え、この両者の区別をすることは非常にむずかしいのが現状です（具体的には143ページ参照）。

このほか、「脳梗塞」など脳血管障害もうつ状態になることがあります。また、事故などで頭を打ったりして脳を傷つけたときも、うつ状態が起こることがあります。

コモビディティ（合併、併発）という考え方がある

最近は、うつ病と他の病気（病態）とが「重なっている」「同時にある」という考え方で診断をつけることがときどきありますので、ちょっと説明をしておきましょう。

たとえば「軽うつ病、あるいは気分変調障害の上に、うつ病が重なった」というような言い方をすることがあるのです。ただし医師によっては、これは重なったのではなく、軽うつ病が重くなっただけという見方もあります。このほか、うつ病の背後にある性格や神経症を強調して、パニック障害（神経症）、不安障害（神経症）、境界性人格障害とうつ病が重なっている、というような言い方をすることもあります。また、摂食障害、薬物依存症と合併しているという言い方もよくされます。

四　治療の基本

うつ病では、薬物治療と休養をとってもらうことの二つが治療の大きな柱です。そ

して状況や症状に応じて精神療法が行われます。初めて精神科の医師に診てもらう人の中には、初めから精神療法やカウンセリングを受けるつもりの人がいるものですが、うつ病と診断されたら、大事なのはやはり薬と休養なのです。

■薬と休養が治療の柱

まず、のんびりと休養を

これまで見てきておわかりのように、うつ病は病気なのです。体の病気で熱が出たりしたら、だれでもまず会社や学校を休むのは当たり前でしょう。それと同じように、うつ病の場合も休養することが、治療の第一歩なのです。でも、体の病気のように「見るからに病気だ」というようにいかないばかりか、「だらしがない」などと誤解されがちなのが残念ですが。言ってみれば、患者はとにかく心身ともに疲れ切っている状態なのです。そこは病気と割り切って十分な休養をとらせていくしかありません。

睡眠をなるべくとるようにして、昼間も無理をせず、ごろごろしていてよいのですから、できるだけ気持ちをゆったりさせることです。患者が主婦であるならば、しばらく家事から離れることが大事です。

また退職や退学など早まった決断を患者にさせないためにも、この休養は大事な意味があるのです。

重要な薬物療法

薬物治療は、うつ病の治療では最も重要な治療となります。

治療に使われる抗うつ薬には、化学構造式の違いで三環系と四環系という二つの系統の薬が用いられていましたが、その後、副作用を改善したいくつかの薬が登場し、最近はＳＳＲＩ（選択的セロトニン再取り込み阻害薬）も使われるようになりました。

このほか、症状に応じて抗不安薬、抗精神病薬、睡眠薬なども使われます。

症状や薬の効きめは患者によって一人ひとり違いますから、医師は患者に最もふさわしいと考える処方をします。ですから、薬の種類、量、飲み続ける期間などは患者それぞれによって違ってくるということを覚えておいてください。

また、患者は処方に従って、きっちりと薬を飲まなければ効果は望めません。どんな薬にも副作用はつきものですが、抗うつ薬にもあります。それがいやでやめたり、もうだいぶよくなったからと勝手にやめたりする患者がいますが、それは厳禁です。

それから、これらの薬は効きめが出るまでにはある程度の時間がかかることも知っておいてください。

治療に使われる薬は大事なことなので、このあとにページを設けてさらにくわしく説明したいと思います。

■精神療法など、そのほかの治療

精神療法

精神療法（心理療法）というのは、言葉や人間関係によって、治療する人間が患者の心に働きかける治療法です。代表的なものには「精神分析法」「行動療法」「認知療法」などがあります。うつ病では「説得・支持・暗示療法」「認知療法」「対人関係療法」などがよく行われているようです。

「説得・支持・暗示療法」は、患者の悩みをよく聞いてあげ、一緒に話し合ったり、考えてあげる方法です。むずかしく考えなくても、このようなことは患者と医師の間では日常的にあるわけで、ある意味では日ごろの話し合いが精神療法だと考えてもよいかもしれません。心の病気では、患者に心理的な働きかけを行うことは、どの医師でもしていることです。

最近、注目されてきているのが「認知療法」です。うつ病の患者は、自分の失敗など気になることを大げさに解釈したり、ものごとを悪いほうへ悪いほうへと考えてしまいます。そうした患者の考え方、認知のゆがみを元に戻して、現実に適応したものの見方ができるよう援助するやり方です。薬物療法で症状がある程度改善している患者には、効果的だと言われます。ただ、この方法だけで治すことはできないので、やはり薬と併用していくことが必要です。

「対人関係療法」というのは、現在の対人関係の問題点に焦点を当てて、心理・社会的な葛藤や夫婦間の問題などを認識させて解決していく方法です。

電撃療法

最近また見直されてきているのが電撃療法（電気ショック療法）です。患者を麻酔で眠らせて、額に一〇〇ボルトの交流電流を二、三秒通電する方法です。昔は、精神分裂病やうつ病の治療の主流だったものです。ただ、一時的な物忘れや、けいれんによる骨折などの副作用があることや、けいれんを起こすという残酷な感じがあることもあり、社会的な批判もあって、あまり行われなくなりました。しかし、この方法だと即効性があるので、自殺のおそれのある患者など緊急のときには有用であるとともに、重度の患者、また薬の効きめが思うように出ない人にも効果的だということで、このところ見直されてきているのです。最近では、実施する回数を限定し、筋弛緩薬《きんしかんやく》を使った無けいれん電撃療法などによって、これまでのような副作用が出ないよう工夫されてきています。

この方法を行う場合は、患者へのインフォームド・コンセントをきちんとする必要があります。医師が勧めても、承諾しない患者や家族が多かったのですが、最近は再び行われるようになりました。ただし、この電撃療法を行ってくれる施設はまだ限られています。

光療法

季節性感情障害、特に冬季うつ病は抗うつ薬が効きにくいという話をしましたが、このケースでは光療法を行います。これは二五〇〇〜五〇〇〇ルックスの明かりを一日約二、三時間当てる方法です。

断眠療法

うつ病は朝に調子悪く、夕方から元気が出てくる日内変動があります。そこで、患者を一晩眠らせないで、睡眠と覚醒のリズムを変えることによって、精神状態を改善しようという方法です。

ただこの方法では、効果がそれほど長続きしないということもあり、あまり一般的には行われていません。

五　うつ病の薬物治療の基礎知識

うつ病の治療の基本は薬です。

治療には、患者の症状に合わせていろいろな薬が使われます。ですから、ケアをす

うつ病で用いられる主な抗うつ薬

	薬品名	商品名
三環系抗うつ薬	イミプラミン	トフラニール、イミドール
	クロミプラミン	アナフラニール
	デシプラミン	パートフラン
	トリミプラミン	スルモンチール
	ロフェプラミン	アンプリット
	アミトリプチリン	トリプタノール、ラントロン
	ノルトリプチリン	ノリトレン
	アモキサピン	アモキサン
	ドスレピン	プロチアデン
四環系抗うつ薬	マプロチリン	ルジオミール
	ミアンセリン	テトラミド
	セチプリン	テシプール
その他	スルピリド	ドグマチール、アビリット
	トラゾドン	デジレル、レスリン
選択的セロトニン再取り込み阻害薬(SSRI)	フルボキサミン	デプロメール、ルボックス
	パロキセチン	パキシル
中枢神経刺激薬	メチルフェニデート	リタリン

抗うつ薬と併用される主な他の向精神薬

	薬品名	商品名
抗不安薬	ジアゼパム	ホリゾン、セルシン
	クロキサゾラム	セパゾン
	メダゼパム	レスミット
	ブロマゼパム	レキソタン
	アルプラゾラム	コンスタン、ソラナックス
	クロチアゼパム	リーゼ
	エチゾラム	デパス
	ロフラゼプ酸エチル	メイラックス
抗精神病薬	クロルプロマジン	コントミン、ホリゾン
	レボメプロマジン	ヒルナミン、レボトミン
	ペルフェナジン	ピーゼットシー、トリオミン
	ハロペリドール	セレネース、リントン
	カルピプラミン	デフェクトン
抗躁薬	炭酸リチウム	リーマス
抗てんかん薬	カルバマゼピン	テグレトール
	バルプロ酸ナトリウム	デパケン
睡眠薬	アモバルビタール	イソミタール
	ニトラゼパム	ネルボン、ベンザリン
	エスタゾラム	ユーロジン
	トリアゾラム	ハルシオン
	ブロチゾラム	レンドルミン
	ゾピクロン	アモバン

ここで紹介したのは一部の薬で、これ以外にも多くの薬があります。

る人も基本的な薬の知識を知っていることが必要だと思います。そのうちの主なものを表（50〜51ページ）にしましたので、参照してください。

精神科では治療には向精神薬を使います。向精神薬というのは、①睡眠薬、②抗てんかん薬（抗けいれん薬）、③抗精神病薬（強力精神安定剤）、④抗うつ薬、⑤抗躁薬、⑥抗不安薬（精神安定剤）、⑦中枢刺激薬などの総称です。

うつ病の治療で中心になるのは、もちろん抗うつ薬です。前に簡単に述べましたが、抗うつ薬には、三環系抗うつ薬、四環系抗うつ薬から始まって、最近では開発が進んでさまざまなものが出てきています。

三環系抗うつ薬と四環系抗うつ薬

三環系抗うつ薬は高い治療効果があるため、以前から、そして現在もわが国ではよく使われている薬です。中でもよく使われるのがイミプラミン（商品名トフラニール）で、意欲や気分を高める作用があります。イライラが強かったり、不眠の人にはアミトリプチリン（商品名トリプタノール）が使われます。また自殺のおそれがあるなど緊急を要する場合には、クロミプラミン（商品名アナフラニール）の点滴注射が行われます。

ただしこの三環系の薬は、神経系以外にも作用するために、さまざまな副作用があらわれます。副作用というのは、薬の本来の目的以外にあらわれる作用や影響のことですが、この薬の場合は口やのどの渇き、手足のしびれ、起立性低血圧（立ちくらみ）、目の焦点が合いにくい、動悸、眠け、便秘、排尿困難などです。こうした副作用が出やすいかどうかは、個人差があります。ですから主治医は患者の様子を見ながら、あまりにも苦痛であるようなら、その量や薬の種類を調整していくことになります。

四環系抗うつ薬は、その基本的な作用は三環系と同じです。でも、副作用については弱くなっていますので、三環系抗うつ薬で副作用が出たときには、こちらにかえることもあります。

またこれらに属さないスルピリド（商品名ドグマチール）という薬もあります。もともとは胃潰瘍を治療するための薬ですが、気分を高める効果があるということで、最近、うつ病の治療にもよく使われるようになりました。

副作用が少なく、安全性も高いということで注目を浴びたのが、一九八〇年代に開発されたＳＳＲＩ（選択的セロトニン再取り込み阻害薬）という抗うつ薬です。うつ

状態のときは脳内神経伝達物質のうちのセロトニンが神経細胞の間で減少していると
いうことを述べましたが、この薬はそのセロトニンの濃度を高める作用が特徴です。
アメリカなどでうつ病治療の特効薬としてもてはやされ、胃腸系の副作用はありますが、最近、わが国でも使用されるようになりました。

躁状態が起こるタイプのうつ病には、抗躁薬の炭酸リチウム（商品名リーマス）が使われます。これは、高揚した気分を落ち着かせる作用があります。最近では、うつ病の再発を予防する目的でも使われるようになりました。このほかにもカルバマゼピン（商品名テグレトール）やバルプロ酸ナトリウム（商品名デパケン）など、てんかんの治療薬も、躁の治療に使われます。

抗うつ薬以外でうつ病治療に使われる薬

うつ病の治療にあたっては、医師は患者の症状に合わせた薬を使います。中心はもちろん抗うつ薬ですが、それだけを使うことはむしろ珍しく、いろいろな薬を使用するのが一般的です。

多いのが精神安定薬（トランキライザー）の併用です。よく使われるのはジアゼパム（商品名セルシン）です。また不眠の人には、エスタゾラム（商品名ユーロジン）、トリアゾラム（商品名ハルシオン）などの睡眠薬も処方します。

妄想が出る患者には、ハロペリドール（商品名セレネース）やクロルプロマジン（商品名コントミン）などの抗精神病薬を使うことがあります。これらは精神分裂病の薬として知られていますが、うつ病であっても症状によってこうした薬を使うこともあるので、知っておいてください。

よく、薬だけを見て「ほんとうは精神分裂病で、先生はうそをついている」などと、変な勘ぐりをする患者や家族がいます。くれぐれも、処方された薬だけで病気を判断しないように。もし、心配なら、主治医にどんどん聞くことです。

主治医は患者に最もよい方法で処方

薬物治療で一番問題になるのは、やはり副作用があることです。薬にもその人との相性というのがあるのです。それを患者自身、そしてケアをする家族がよく知って、副作用が出たら医師に相談して、対応を考えてもらうことが肝心です。副作用がいやで勝手に飲むことをやめてしまう人がありますが、それはよくありません。

医師は、副作用のチェックは症状を見るだけでなく、血液や尿を検査しますし、薬の血中濃度も測定します。ただ、もともとうつ状態では体調が悪いので、それが薬の副作用のせいなのか、区別できないこともあります。

また薬の効果が出るまでには、二、三週間はかかることも知っておいてください。すぐに効くことを期待していて、そうならないからといって、やめてしまう人もいるのです。焦らないよう、じっくり構えることがたいせつです。

薬の使い方は医師によって、多少違うということも知っておいてください。今、ざっと見てきただけでも、いろいろな薬があります。こうしたさまざまな薬の中から、どれをどのくらいの量、どれくらいの期間使うかは、医師が患者にとって一番よいと考える方法で処方するわけです。

たとえば量についてだけ見ても、最初は少ない量からという医師もいれば、初めから多めにという医師もいます。これはどちらがよいか、まだはっきりしているわけではなく、医師が自分の経験にもとづいて判断しているのです。私の場合は、どちらかというと少なめのほうです。もちろん、自殺するおそれがあるような患者には当初から多めに処方することは言うまでもありません。

他の病気を併発していると処方もむずかしい

患者が体の病気を併発している場合は、さらに処方がむずかしくなります。中年以降の患者は、がん、糖尿病、心臓病など、いわゆる生活習慣病を合併しているケースが多いのです。このようなときは、精神科医と関係の医師とが連携して治療にあたり、使用する薬については特に慎重に検討することになります。

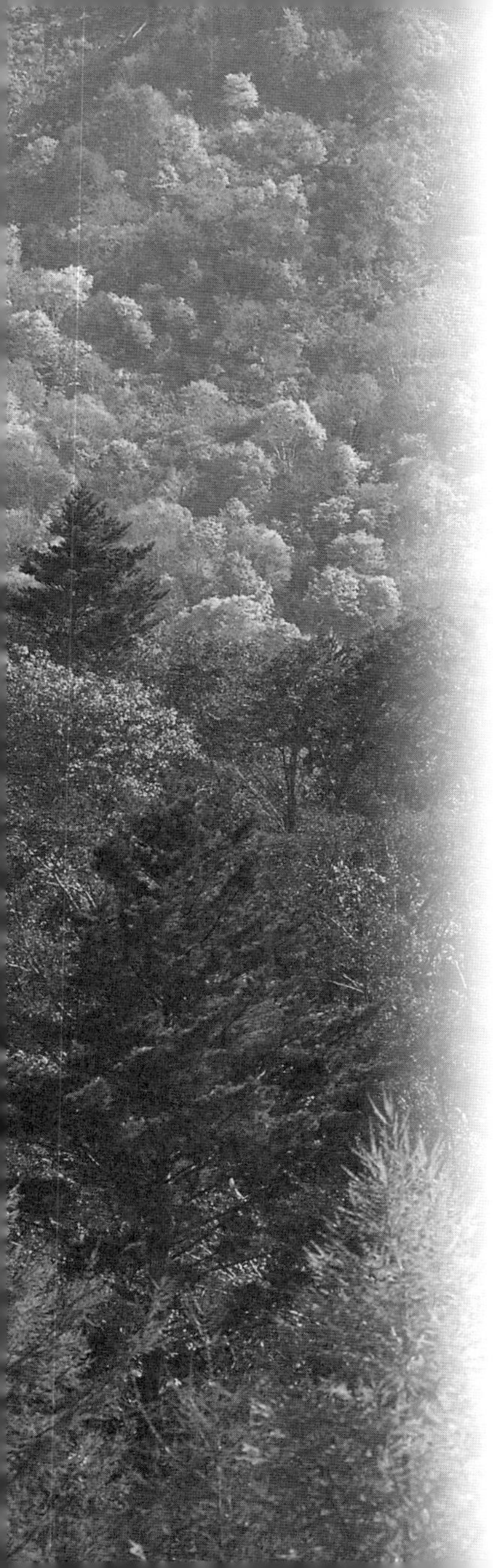

第2章

あなたの身近な人がうつ病だと診断されても

自分の家族が初めてうつ病だと診断されたとき、あなたはどんな気持ちだったでしょう。

その受け止め方はさまざまですが、ショックを受け、一瞬、頭の中が真っ白になってしまったかのような人もいました。また「私の家系には、そんな人はいないのに」と言ったり、「こんな病気であることを親戚や友人たちに知られたくない」と悩む家族もいます。

うつ病は、がんや心臓病などのようなほかの病気にくらべて、病気そのものを具体的にイメージしにくいため、不安を感じてしまうのはいたしかたないかもしれません。でも、それは初めてということもあり、この病気について知識が足りなかったり、誤解をしているからなのです。社会的な偏見を心配する人もいますが、それは偏見というよりも、やはりうつ病について知らないがゆえの誤解がほとんどです。

私の経験では比較的、冷静に受け止める人が多いのも事実です。というのも、たとえば、ご主人に付き添ってきた奥さんの場合、仕事がつらそうだとか、少し落ち込んでいるとか、長年連れ添っているだけに、ご主人の様子はある程度わかっていて、それがあるときからどうも変だと思い精神科を訪ねてくるからです。それまでには、奥さんなりにいろいろ調べ、うつ病についてもわりとわかっていることが多いのです。最近はこうした人が多いようです。

というわけで、うつ病はきちんと治療を受ければ治るのですから、まず誤解や無知からくる不安を解消していきましょう。

■うつ病は治る病気、そしてありふれた病気

うつ病の患者やその家族に一番よく質問されるのが、「この病気は治るものなのでしょうか」ということです。第1章でもお話ししたように、適切な治療を受ければ、必ず治る病気なのです。例外的に治るまでに多少、時間がかかるケースがあるにしても、必ず治るものです。

極端な言い方をしてしまえば、ほうっておいてもいつかは治ってしまう場合もあるくらいです。しかし、それでは患者の苦しみがいつまでも続くし、さらに重くなってしまったり、事故の心配もあります。それればかりではなく、そのような状態が長く続けば、周りの人も気疲れやケアでまいってしまいます。一日でも早く患者の苦痛を取り除き、いつもの生活ができるようにしてあげるために、治療は絶対に欠かせないの

です。

　また、うつ病をたいへんな病気と思い込んで、必要以上に悩んでしまう家族もいます。外見からではわかりにくい病気だけに、どのような病気なのかよく理解できないことや、今の状態がどの程度悪いのか、病気の程度もわかりにくいということもあって、不安になってしまうのでしょう。

　でも、うつ病というのは、だれでもかかる可能性のある、ごくありふれた病気であるということを、まず知ってください。

　痴呆という病気があります。

　高齢社会を目の前にして、治療や介護などさまざまな面から注目を浴びていますが、それだけに今ではだれでも知っている病気になりました。しかも増加の傾向にあるため、その分、痴呆に悩む人や家族の例を実際に知っている人も多いはずで、それだけ身近な病気となっています。また、「自分も痴呆になる可能性がある」ということも理解されるようになってきました。

　別な見方をすれば、多くの人が痴呆という病気についてよく知っていて、その対応の仕方なども理解が進んでいるだけに、必要以上に心配しなくていい、とみんなが考えるようになってきたのです。

うつ病も、まさにこの痴呆と同じように、身近にあり、ありふれた病気で、しかもだれでもかかる可能性のある病気なのです。また、原因がまだ完全に解明されていないという点でも、似ています。

ですから、あまり深刻になりすぎるのも考えものなのです。

遺伝するのではないかと心配する人もいます。現に、一つの家族にうつ病の患者が二人以上いることがあります。世の中には遺伝性疾患と呼ばれる病気がありますが、うつ病は断定できるような遺伝性の疾患ではありません。

家族であれば、素質とか体質とか性格が似ているし、また環境も同じようなものということからくるのかもしれません。ただ、ほかの家族とくらべてうつ病にかかる可能性が高いということは事実のようです。

このようにあまり心配するなと説明してしまうと、「では適当にやればいいんだな」といい加減な気持ちで対処しようとする人が出てきてしまいます。

それは違います。あくまでも、うつ病は病気なのですから。どんな病気でも、ほったらかしにする人はいないでしょう。それと同じで、うつ病も医師の指示をしっかりと聞いて、治療に専念しなければなりません。特に、患者は自殺を考えることがありますから、事故を未然に防ぐためにも、くれぐれも注意はしてほしいのです。

初めてうつ病の患者を持つ家庭では、慣れないことや知らないことが多くて、心配や不安で頭がいっぱいになってしまうかもしれません。でも、「必ず治る」ということを患者にも、そして自分にも言い聞かせながら、焦らず、そして神経質にならずに、前向きに対処していきましょう。

■患者の気持ちをもっと知って

うつ病の患者の気持ちというのは、いったいどのようなものなのでしょう。

心の中のことですから、なかなか理解しにくいでしょうが、これからケアを進めていく上ではたいせつなことです。ふだんの人間関係でも、よく「相手の身になって」とか「相手の気持ちを察して」という思いやりの心がたいせつと言われますが、うつ病の患者とのつきあいでは特にそれが必要となってきます。

「うつ」とはどんな気分？

うつ病という名前にある「うつ」とは、どんな気分なのでしょうか。

漢字で書くと「鬱」というむずかしい字です。見るからに気が重くなるような文字ですが、意味もまさにそのとおりで、漢和辞典を見ると「こんもり茂るさま」とか「気がふさぐ」というような説明があります。つまり鬱とは「草木が生い茂って、周りがふさがれ、動きがとれないように、気分が晴れない状態」ということになります。「気分も体調も動作も全体的に落ち込んでいる状態」です。「憂鬱」という言葉も、この漢字を使います。

憂うつな気分。これは、だれしも経験しているでしょう。どんなときに、どんな気分になったか思い出してみてください。

憂うつになる原因やきっかけは、人それぞれに違いますが、その多くは「別れ」や「失敗」でしょう。「別れ」は、たとえば失恋や身近な人との死別などがあります。いずれもつらく、悲しく、落ち込まない人はいないでしょう。「失敗」も、ちょっと思い浮かべただけでも、大きなものからささいなものまで、いろいろあったのではないでしょうか。受験、仕事、人とのつきあいでの失敗……　こんなときにも、気分が落ち込みます。

これとは別で、秋の夕暮れどきなど、なんとはなしに悲しい気持ちになったりした経験もあるのではないでしょうか。

こうしたことはだれでも経験していますから、そのときの気分はよく理解できるでしょう。でも、通常は一時的なもので、周りの人に慰めてもらったりして、いつしか元気になっていきます。大事な人との死別も、当初はどうしようもなく悲しみに暮れていても、よくしたもので四十九日の法要のころにはぼつぼつ落ち着いてきて、また長くとも一周忌を迎えるころには、元に戻っています。

ところがうつ病の人は、そのような気分がいつまでも続き、落ち込みの程度も一般的なケースとは違い、かなり強いものです。

「憂うつ」「気分が晴れない」「気分がふさぐ」「悲しい」「つらい」「苦しい」。言葉で表現すると、患者の気分はこのような状態です。「イライラする」「不安でしかたがない」と感じる人もいますし、疲れもひどく感じ、体調も最悪の状態だと感じます。

励まされると逆に落ち込む

一般的に精神科では精神面での症状を「知」「情」「意」の三つの側面から見ます。このうちの「情」にあたるのが、これまで見てきたような状態です。うつ病では、この「情」、つまり感情面に症状が強く出るようです。

「意」は意欲の面ですが、「何もやりたくない」「何をするにも、おっくうだ」「人と会って話をするのが面倒だ」というように意欲が低下して、行動や決断が鈍くなってきます。また、「何をやっても、つまらない」と、これまで楽しんでいたことすら興味が持てなくなります。仕事で言うと、能率が落ちて、仕事も遅くなり、ミスもしがちになってきます。このため、第1章でもふれたように、周りの人には怠けているように見えてしまうのです。

たとえば朝、出勤の時間なのに、いつまでもぐずぐずしています。服を着替えるといった当たり前の動作にも時間がかかってしまいます。家族はどうしても「いったい、どうしたのよ。がんばって行ってらっしゃい」と声をかけたくなるに違いありません。また、それが人情というものです。

ところが、うつ病の人に限っては、へたな励ましは禁物なのです。だいたいうつ病になりやすいタイプには、きちょうめんで責任感が強いというところがありますから、自分ではなんとか一生懸命やろうとは思っているわけです。それができないから、苦しんでいるのです。そのような気持ちでいるところに「がんばって」と励まされたらどうでしょう。ますます落ち込んでしまいます。

ここのところが理解できない、あるいは知らない人が多いのです。自分がよかれと思って言った言葉が、知らないうちに患者をさらにつらい気持ちに追い込んでしまうのです。患者からすれば、「私のことを、だれもわかってくれない」ととってしまいます。

マイナス思考を繰り返す

「知」は、考え方の流れや内容についてです。うつ病の患者の場合は、マイナス思考というか、ものごとを悪いほうへ悪いほうへととってしまうのが特徴です。柔軟性がなくなり、一つの考えにとらわれがちになってしまいます。それが悪循環になってしまうのです。しかも、症状が重くなればなるほど、自分が病気であることを認識できなくなります。そして、さらに頑固になってしまいます。そうなると人の言うことも聞かなくなりますから、たとえば医者に行こうと言っても頑として動かないということになってしまいます。

「私が悪いのです。ほんとうに、申しわけありません」と、ほとんどなんの根拠もないのに自分を責めてしまうのも、この病気の特徴です。

また幻覚、妄想をいだくこともあります。以前は、これらは精神分裂病の特有な症状でうつ病には妄想などはないと言われていましたが、最近ではうつ状態に結びつくものはうつ病の症状と考えられるようになっています。うつ病が重くなったときにあらわれることが多いのですが、「周りから意地悪をされている」といった被害妄想をいだいたり、「財産をなくしてしまった」「悪い病気にかかってしまった」などと言うことがあります。食事をしない患者が、その理由を「私の内臓が腐ってしまって、外に出てしまったので、食べることができない」と、とんでもないことを言い出した例もあります。

物忘れなどの訴えがあっても、病気がおさまってしまえばまったく問題はありません。

意志の力ではコントロールできない

よく、うつ状態の人に対して「そんなのは気分のせいだ。気持ちの持ちようで治せる」とか、「自分の意志の力や精神力で治せばよい」と言う人がいるものです。うつ病でも軽い人だと、同じように考える人もあります。たしかに、そう考えたくなるのも無理はありません。ですが、これはまちがいです。うつ病になると、その人の意志や精神力などではコントロールできず、どうすることもできないことのほうが圧倒的に多いのです。車の運転にたとえてみると、アクセルはきいても、ブレーキがきかない、しかもハンドルも使いものにならない状態でしょうか。こうした気分が非常に強く感じられ、たいへんな苦痛となっているのです。

死を考えてしまう

これまで何度かふれてきましたが、うつ病で一番困るのは、自殺をはかる人がいるということです。これが家族にとっても、一番の注意点です。

多くの患者は「死ぬほどつらい」と、その苦痛を表現します。そのつらさから逃げようと、酒を飲んだりしますが、そのあげくに死を選んでしまうことがあります。あるいは、マイナス思考をどんどん繰り返していくうちに、生きていくのがいやになってしまう。「能力もないし、体も悪い。もう生きていてもしょうがない」と考え、「死にたい」「私は生きている価値のない人間だ」といった、自殺をほのめかすような言葉をぽつんと言ったりします。

周りでは、そんなに思い詰めなくても、ほかによりよい方法はいろいろあるではないかと考えるのですが、患者の考え方は「自分はだめな人間だ」ということが、「死ぬしかない」に直結しているようなのです。考えることが「死ぬか」「死ぬのはやめようか」だけになってしまい、最終的には「死ぬしか方法はない」と結論してしまう。

患者の中に自殺をはかろうとした人がいました。すっかりよくなってから、なぜそんな気持ちになったかを聞いてみましたが、「あのときは、もう死ぬよりほかはないと思い込んでいたんです。ただもう、死にたいという気持ちだけでした。今、思うと、なぜそんなふうに考えてしまったのか、自分でもわからないのです」との答えでした。うつ病の人は、なぜ死のうとまで考えてしまうのか。その原因なり理由は、現在のところでは、残念ながら、まだ解明されていないのです。

うつ病の診断を受けたからといって、みんながみんな死を考えるというものでもないのですが、ケアにあたる人はそのことを頭に入れておくことが必要です。

朝のほうがつらい

もう一つ知っておいてほしいのは、患者の気分（症状）というのは一日のうちでも変動するということです。一般的には日内変動といって、朝が悪く、午後から夜にかけてだんだんよくなって元気が出てきます。朝早くから目が覚めてしまい、そのまま布団の中でぐずぐずして、もんもんとしているのです。

私は患者とはいつでも連絡がとれるようにしていますが、電話をかけてくるのはだいたい、皆さん朝です。朝、気分が落ち込むパターンがたいへん多い。電話の内容は、「先生、私はほんとうに治るんでしょうか」というのがほとんどです。頭の中では、治るということを理解しているのですが、それを確認して安心したい一心でかけてくるのでしょう。症状が軽い人はそれで気がすむようで、すぐに電話を切りますが、重い人は何度も何度もかけてくることがあります。ところが、夕方になると、そうした電話はぱたっとなくなるのです。やはり、朝がつらいのです。

なかなか頑固

具合が悪いときは、周りの人々の慰めも説得も受け入れず、なかなか頑固だという印象が強くなります。「人の言うことをまったく聞かない、病気の中では一番頑固になる」と言う人もいるくらいです。

ですから、患者が少しでも受け入れるようになったら、具合がよくなったと判断することが多いようです。

■「怠け者」と誤解されることが

うつ病と診断をされた場合、家族はどのようなケアをしたらよいかということについては第3章であらためて述べますが、その前に一つだけ注意をしておきましょう。

もうおわかりのように、うつ病の症状は、周りの人には一見サボっていたり、怠けているように見えるものです。うつ病についての知識や理解が足りないと、家族でさえ「なにぐずぐずしているの」と言いたくなるかもしれません。まして患者の勤めている会社などでは、「仕事をサボってしょうがないな」と不評を買うことがあるかもしれません。へたをすると、「もうこんな人は、わが社にはいらない」などと言われかねません。

うつ病には、このように誤解されることがあるということなのです。

誤解されないように、周りの人々の理解を求めたりして、患者がゆっくり休養がとれるような環境をつくってあげることも、家族にしてほしいことの一つです。うつ病の治療でまずたいせつなのは休養をとることなのです。

たとえば会社勤めの人で言うと、休んでしまうと、仕事のことが気になり、心配ばかりして、せっかく休みをとっても休養にならない場合があります。困るのは、うつ病とわかると仕事をやめさせられてしまうのではないかと心配して、職場にはひた隠しにしてしまう人がいることです。無理に出社しても、本人は一生懸命やろうとしてがんばりますが、周囲の人にはどうしても怠けているように見られてしまいます。こうなると、悪循環です。しまいには、病状を悪化させてしまいます。

そうならないためにも、患者の職場の人たちの理解を得ておくことが大事です。また、うつ病の患者は大事なことを勝手に決めて実行してしまうことがあります。仕事で言えば、家族に相談することもなく、辞表を勝手に出してしまう。会社としては、前に述べたような「怠け者」という誤解をしていたら、なんの躊躇もなく受理してしまうおそれがあります。

うつ病は治療を確実に実行していれば、ある程度の期間をへて治ります。そのとき、職場に復帰しようとしても、会社が辞表を受理していたり、誤解が解けないままだったら、それもむずかしくなってしまいます。

ですから、うつ病の診断を受けたら、患者には治療に専念させるとともに、家族は回復後の生活のことも考えて、会社や学校関係者と連絡をとり、復帰がスムーズにいくように配慮しておく必要があるのです。その説得が家族だけではむずかしければ、主治医から説明をしてもらうのもよいでしょう。

■治ると、けろっとしている

さて、医師の指示に従って適正な治療により、患者が治ったときのお話もしておきましょう。

すっかり元気になったとき、これまで周りに迷惑をかけ、心配させて申しわけなかったと謝る人もあるのですが、その一方で、「死にたい」とか「私は生きている価値のない人間だ」などと言ったりして、家族や周りの人たちにそれこそ死ぬほどの心配をかけていたのに、治るときは、けろっと治って、なんともなかったような顔をしている人もいます。まるで、あっけないほどです。自分が病気であったなどということは気配も残さず治ってしまうのが、このうつ病なのです。さんざん気をつかって暮らしてきた家族にしても、「あの落ち込みようはなんだったの」と不思議に思うくらいの変わりようなんです。

実は患者自身も、治ってしまうと、あの深刻なころの気分は忘れてしまうようなのです。そうなると、自分の病気はたいしたことはなかったのだ、と思ってしまう。その結果、家族や心配してくれた人たちに感謝もしないということもあります。これでは、一生懸命ケアをしてきた家族は報われません。「なんと身勝手な人なんだろう」と思われてしまうかもしれません。

でも、うつ病というのは、そういう病気だということも理解してください。それを初めから知っていれば、腹も立たないでしょう。

また、本人が病気のことにこだわらないからこそ新しい出発ができる、ということも言えるでしょう。

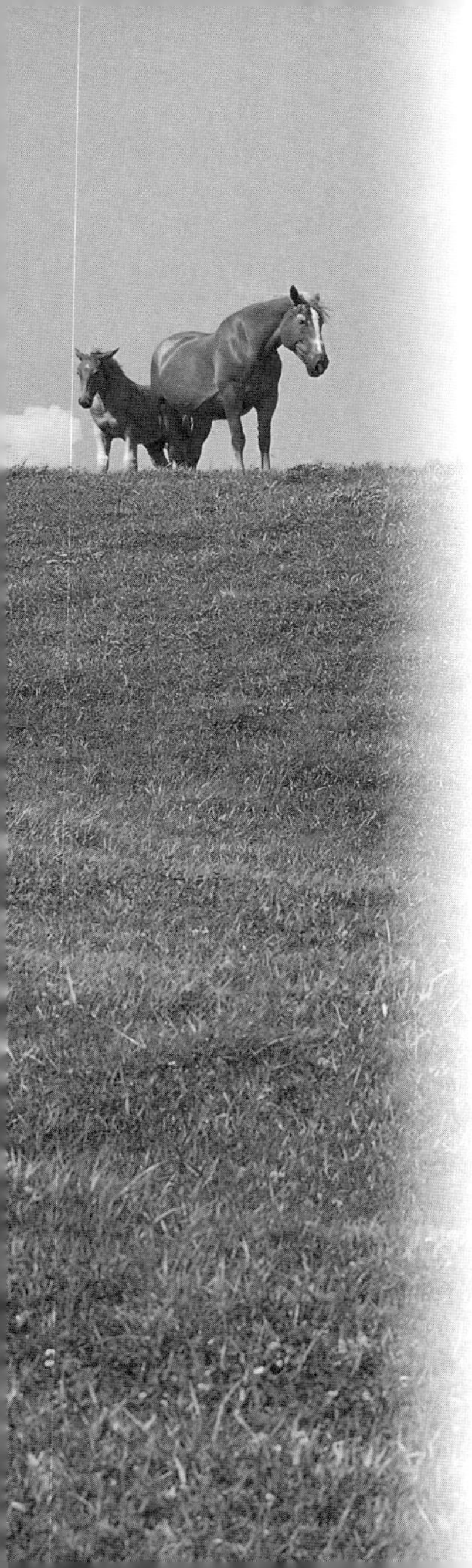

第3章

うつ病の患者を支えるために家族は何をしたら

うつ病の人にとって、家族の支えほどありがたいものはありません。治療という面でも、家族がどのように協力するかが成否の大きなカギになります。サポートがうまくできていれば、回復の大きな力になる。反対に、患者の家族が病気について無知だったり、無関心であったりすると、病気をさらに悪化させたり、事故に結びついてしまうことにもなりかねません。

ですから家族の支えは、大事な治療の一つと言ってよいくらいに重要なのです。こう言ったからといって、必要以上に神経質になってはいけません。なんでもかんでも家族だけでがんばろうと、悲壮な決意をする必要もありません。患者が入院している場合は別として、毎日、一緒に暮らしているのですから、ケアにあまりに気をつかいすぎると、長続きしなくなってしまいます。家族がへとへとになってしまっては、元も子もなくなってしまうでしょう。

そのためには、主治医とは常に連絡を密にしていること。これを肝に銘じてください。患者はもとより、家族にとっても、それは必要なことなのです。どうしたらいいかわからなくなったとき、ケアに疲れてしまいそうになったとき、そんなときは遠慮なく相談しましょう。

また、患者がサラリーマンなら会社関係の人たち、学校へ通っているなら学校関係の人たちの理解と協力も不可欠です。患者が休みをとるときや、復帰するときなどは、こうした人たちと密接な関係を持っていることが重要になってくるのです。

家族が、なんでも問題を一人でかかえ込まないこと。家族・主治医・仕事（学校）関係者が連携して、しっかりとしたサポート・システムを築いて、家族が必要に応じて相談していけるような態勢ができていること。これが理想のかたちです。

そして、言葉は悪いかもしれませんが、じょうずに「手抜き」をしながらケアをすることが、疲れず、また長く続けられるコツです。

それをまず頭に入れてもらって、これからケアの実際について説明していきます。

■早期発見、早期治療

どんな病気でも、早期発見、早期治療がたいせつであることは言うまでもありません。うつ病でも、まったく同じです。

診察を受けさせようと、患者を病院へ連れていく場合も、症状が軽いうちであれば、自分でも気にして相談に行くこともありますし、まだ人の言うことを聞き入れるだけの心の余裕があります。それが重くなってしまうと、頑固になって、行きたがらなくなるものです。

「ちょっと変だな」と気がついたら、なるべく早めに医師に相談することです。

とは言っても、うつ病という病気に初めて出合う人にとっては、知識があまりないということもあって、その「ちょっと変」に気づかないことがあるかもしれません。まして、初めの段階では、見た目にはわかりにくい病気ですので、それを早めに発見することは簡単ではありません。

それだからこそ、いつも身近にいる家族の「目」がたいせつになってくるのです。

サインを見すごさない

うつ病の症状の特徴については第1章で見てきましたが、もう少し日常生活の中での様子で言うと、次のようなことです。

ご主人であれば、

・朝、なかなか起きることができない。

・これまで元気よく出かけていたのに、元気がない。いつまでもぐずぐずしている。

・口数が減った。
・好きなパチンコやゴルフをやりたがらなくなった。
・タバコや酒の量が減ったり、飲まなくなった（酒については、反対に増えてしまうこともあります）。

また、ご主人が会社の人間関係に悩んでいたとして、「この人は、こういうことがあると、いつもふさぎがちになる。でも、今回はあまりにも立ち直りが遅い」と感じたとしたら、これも要注意です。

奥さんであれば、
・ご飯の献立を考えたり、それを作ったり、掃除や洗濯など、家事をするのがおっくうそうだ。
・服装や化粧にあまりかまわなくなった。
・横になっていることが多い。

ほんの一例ですが、こうしたことはふだんの日常の中でもよくあることですので、つい見すごしがちです。でも、このようなことがたびたび繰り返されたり、長く続くようだと要注意です。

いずれにしても、基本は「うちの人、このごろいつもと何か違うな。その違いの程度も強いのでは。しかもそれがいつまでも続いている」ということです。

医師にかかるのが遅れるケース

残念ながら、医師にかかるのが遅れてしまうケースが多いことも事実です。

一般的には、毎日が忙しく、家族の状態にあまり目が届かなくて、前に述べたようなサインに気づかなかったというケースが多いようです。私もえらそうなことは言えませんが、夫婦というのは長く一緒に暮らしていると、往々にして慣れてしまい、お互いよく見ているようで見ていないということもあります。そのために、相手の変化にも気づかない、ということがあるのです。

また、家族や周りの人が、せっかく「この人は、いつもと違う」と気づいていても、「そのうち治るだろう」と軽く考えてしまうことがあります。家族は、どうしても「まさか精神面の病気ではないだろう」と考えがちだからです。

言っていることが、どうもおかしい……　それでやっと気がついた、という例もあります。ご主人が「仕事でいやがらせを受けた」とか「みんなの態度が冷たくなった」というようなことを、いつまでもぐずぐず言うので、奥さんは初めのうちは、「そんなことはないはずよ。大丈夫だから元気出して」と軽く聞き流していたそうなんです。ところが日がたつにしたがって、「ああ、おれはだめな人間だ」ともっと暗い感じになり、しまいには「死にたい」とまで言い出した。それで、奥さんがあわててご主人を連れてきましたが、このときにはご主人の症状はかなり進んでいました。

このような深刻な状態にならないうちに専門医に相談することです。たとえ本人が病院へ行くのをいやがっても、強引に連れていくぐらいの覚悟を持ってください。それが、まず最初にすべきことなのです。

■まず、どこへ行けばよいか

うつ病を専門的に治療しているのは、精神科と一部の内科や心療内科です。

精神科と神経科を混同している人がよくいますが、これは扱う病気が違いますから、知っておいてください。神経科というのは、脳出血のような脳の病気、顔面神経麻痺《まひ》のような神経の病気、それに筋ジストロフィーなどのような筋肉の病気などを扱っています。

これに対して精神科では、うつ病、神経症、精神分裂病など精神の病気を扱ったり、メンタルヘルスの相談を行っているのです。ただ、精神科という名を嫌う人もあるので、精神神経科とか神経科、心療内科といった名称に変えていることもあるので、確かめる必要があります。

ところで、医師にかかるのが遅くなるもう一つの原因に、本人や家族が精神科で受診することに抵抗を感じている、ということがあります。

精神科へ行くことに、どうしても抵抗感がある人は、とりあえずかかりつけの医師に相談するのがよいでしょう。かかりつけの医師がいなくても、内科の医院へ行ってみる。最近は、内科の先生も精神面の病気、特にうつ病についてはよく知っていますし、仮にうつ病の疑いがあれば専門医の紹介などもしてくれるはずです。総合病院の内科でまず診《み》てもらって、その病院の精神科に回ったり、あるいは専門のクリニックを紹介してもらう方法もあります。

意外に思うかもしれませんが、最寄りの保健所や精神保健福祉センターも頼りになります。保健所には精神衛生の相談室のようなものがあるはずですから、そこで相談をすれば、近くの精神科を紹介してもらうこともできます。保健所では日ごろから、そうした情報もきちんと把握していて、病院などとの横の連絡も密にしていますから、安心です。

ちょっと心配な病気となると、よく有名な医師や病院を求めて遠くまで行く人がいるものです。でも、うつ病に関してはどこの精神科の医師も得意にしていますから、病院はできるだけ自宅に近い範囲で選ぶことを勧めます。先ほども説明したように、主治医との連絡を密にすることが治療の基本なのですから、通院や相談に出かける上で便利なところを選ぶことが、治療の面でも、そして家族がケアをスムーズに行うためにも必要なのです。

■医師のところへは、家族も一緒に

最近は、うつ病に関することを新聞、雑誌をはじめ、さまざまなメディアが取り上げるようになったせいか、「もしかすると、自分もうつ病かもしれない」と思って、一人で診察を受けにくる人がたいへん多くなりました。昔にくらべると、それだけ精神科を気軽に訪ねることができる社会的な雰囲気ができてきたと言えましょう。

一人で来院する人の場合は、診断の結果うつ病だとしても、ほとんどが軽い段階の人です。

でも、初めて受診するときは、なるべく家族が同行するのが理想的です。家族でなくとも、本人が信頼している人であれば、友人や勤務先の人などでもけっこうです。というのは、医師は診断にあたって、なるべく多くの本人に関する情報がほしいからです。

本人に聞くだけでは、その人のみの情報になってしまいます。また、症状が重くなってくると、ますます口数が少なくなり、本人が病気だという自覚がなくなってくるので、ちゃんとしたことを言わなくなることがあります。

それでは、家族をはじめ周りの人が本人をどう見ていたかがわかりません。たとえば家庭での様子、職場や学校などでどのような状態だったか。あるいは、本人を取り巻く環境に、うつ病を引き起こす引き金となるようなことがあったかどうか。そして既往症があるか、ないか。医師は、そうしたさまざまな情報を総合した上で、診断するのです。

ですから、同行する家族は、本人のそれまでの様子をできるだけ思い出しておいてください。簡単なメモをつくっておいて、先生に見てもらうのもよいでしょう。とは言っても、あまり細かすぎるようなことまでは必要ありません。以前、患者の奥さんが「メモしてあります」と言うので見せてもらったら、大学ノートに何ページもぎっしりと書いてありました。これには往生しました。メモにしても、お話しするにしても、要点を簡潔に、が基本です。

家族が一緒に行くことをいやがる人もいます。もちろん、心配をかけたくないという、家族への思いやりから、という場合もあります。でも、前にも述べたように、その場だけ元気であるように装う人がいます。医師の前でも、ほんとうの自分の気分を見せません。そういう人は、家族が先生にほんとうの状態を報告してしまうことをいやがるのです。

家族は医師の説明をしっかりと聞く

なるべく家族が同行することを勧めるのは、もう一つの理由があるからです。

本人がうつ病であると診断すると、医師はそれがどのような病気であるか、これからどのように治療を進めていくか、そして家族はどのような点に注意しながらケアをしなければいけないかなど、重要な話をします。

もちろん本人にも説明しますが、家族にもしっかりと聞いてほしいのです。うつ病の患者を初めてかかえる家族は、びっくりしてしまうかもしれませんが、まずしっかりと先生の話を聞いてください。

病気について正しい理解をすること、どのようなことに注意すべきかを、しっかりと頭に入れることが、家族のケアの第一歩なのです。

■うつ病と診断されたら

本人の症状をくわしく調べ、家族の話などを聞いて、それらを総合して医師はうつ病か、それとも神経症などほかの病気かを診断します。

さて、ここからは治療中の患者のケアをするときに注意しなければいけないことを中心に説明していきます。

まずは休養を

医師は、診察をした人がうつ病であると診断すると、その症状によって、まず入院が必要か、通院で治療をするかを決めます。

いずれにしても、初めは休養をとることを勧めるでしょう。休養するだけでも、症状がかなり軽くなる例もあるのです。

事態が深刻であれば、即入院ということになりますが、通院しながらの治療のケースでも、状態が落ち着くまでは、仕事などは休ませなければいけないということです。

もともと日本人は休みのとり方がへただと言われていますが、うつ病の患者は義務感の強い、まじめ人間が多いせいか、会社や学校を休むことに非常に罪悪感をいだいてしまうことが多いのです。ですから、みんなでいくら休むように勧めても、無理をして出社してしまうことが少なくありません。でも、結果として仕事は思うようにできず、かえって落ち込みの度合いを大きくしてしまうのです。

このようなときには、家族が患者の会社の上司などに相談をして、ゆっくり休めるような環境を整えてもらい、それを本人に伝えてあげれば安心するでしょう。場合によっては、医師から会社の人に説明をしてもらう方法もあります。

もう一つ休養が大事な理由は、会社や学校を休ませることで、本人に勝手に辞表や退学届を出させないためです。第2章で述べたように、うつ病の人は早まった決断をしがちです。意欲が乏しいわりには、悪い決断はしてしまう。ですから、そうならないうちに家族が会社や学校の人にきちんと事情を説明して、理解してもらわなければなりません。退職や退学については留保してもらっておくのです。これは復帰のことを考えると、ぜひきちんとしておきたいものです。

このことに限らず、さまざまな契約や金銭にかかわるような重大な決断は、先延ばしするよう、家族は注意することが必要です。

薬の管理は家族の役目

診断後、すぐに薬による治療が始まりますが、通院治療の人の場合は、医師はだいたい一週間後には再び診察に来るよう指示すると思います。

第1章の「薬」のところ（49ページ参照）で説明したように、薬には副作用を伴うことがあります。それも個人差がありますので、医師は患者が実際に服用してどのような状態かを知る必要があるのです。あまりにも副作用が強すぎると、薬の種類や量など処方を変えなければなりません。

また、この副作用については、本人も家族もしっかりと先生から説明を聞いて、理解をすること。それを知らずに飲んで、副作用に驚いて「もう、飲まない」と言い出す人がいるのです。

そういうこともありますから、初めのうちは一週間に一回程度の診察は必ず受けるように、家族の人も協力してください。軽く考えていたり、面倒くさがって行かなくなって、症状がさらに悪化してしまった例もあるのですから。

うつ病は薬を飲むこと（一部は点滴などもしますが）で治るわけですから、途中でやめることは絶対に避けねばなりません。

患者は副作用がつらくて、飲むのをいやがったり、やめてしまおうとすることがあります。患者の様子をよく見て、副作用がかなり強いようでしたら、すぐに医師に相談することです。反対に、患者が勝手に判断して、まとめて飲んでしまうこともあります。薬は患者に合わせて処方しているわけですから、一回に飲む量、一日に飲む量はきちっと決められています。それを理解しないで、勝手気ままに飲まれては治るものも治らなくなってしまいます。

それをきちっと毎日守るには、どうしても家族の力が必要なのです。

「薬の管理は家族の役目」と、考えてください。

薬の管理というのは、うつ病の薬に限りません。家庭には常備薬として、さまざまな薬が置いてあるはずです。患者が、そうした薬を勝手に飲まないように注意しなければならないのです。事故の防止という点でも、家庭内にある薬についてもしっかり管理するよう心がけてください。

どう接していくか

家族は毎日、患者と暮らしているわけですから、いろいろなところが気になるでしょう。特に初めて経験する人は、心配しすぎて、患者とどのように接したらいいのかわからなくなってしまうかもしれません。

何度も言うようですが、あまり神経質にならないようにすること。あまり気をつかいすぎて、急にやさしくしたり、無理に態度を変えると、かえって変に思われて、逆効果です。反対に、何を話したらいいかわからないからといって、患者を避けるような態度もいけません。なるべく自然な態度で接することです。

とにかく、患者の気持ちをあまり刺激するような会話や態度を慎むようにする。患者の心が不安定にならないようにする、ということです。

たとえば、前にも注意したように、「励まさない」。これは、うっかりすると、一緒にいる家族でも、つい言ってしまいたくなるかもしれません。このことは、本人の友人など、周りの人にも知ってもらっておくとよいでしょう。意外と、知らない人が多いはずですから。

患者との会話では、なるべく受け身になります。まずは、本人の言うことをよく聞いてあげる。自分の話を聞いてもらっている、ということが、安心につながるわけです。

うつ病の人は、得てして同じような話をくどくどと言います。「おれはだめな人間なんだ」「いくら薬を飲んでも気分がよくない。ほんとうに治るんだろうか」といったようなことを、延々と話すのです。聞いているほうは、初めのうちはともかく、だんだんじれてきて、つい「もうわかったから、いいかげんにしてよ」と怒りたくなってしまう。でも、そこはがまんです。本人はつらくてたまらない、それをわかってもらいたくて一生懸命話しているのですから。その気持ちを思いやって、辛抱強く聞いてあげる。それができるのは、やはり家族なのです。

症状が軽い人の場合は、相手の言うことを聞き入れることもできますから、たとえば仕事のことばかり気に病んでいるようでしたら、「大丈夫ですよ。ちゃんと会社のほうにはお話ししてありますから、今はゆっくり休んで」と、静かに説明してあげるのもよいでしょう。

ときとして、家族がどう答えてよいかわからないようなことを聞いてくることがあります。「いつごろ治るんだろうか」とか、「会社（学校）に行きたい」など。このような質問には、あいまいなことを答えてはいけません。慰めるつもりで「あと二週間くらいがまんすれば治りますよ」などと答えて、実際にそのときが来ても治っていなかったら、患者は「ああ、やっぱり治らないのだ」とよけいに落ち込んでしまうかもしれません。

そのような内容のときには、主治医に告げて、先生のほうから答えてもらうようにしましょう。

■自殺や自傷行為など事故を防ぐために

これまで何回か説明してきましたので、もうおわかりと思いますが、うつ病で一番心配なのが、患者が自殺を考えてしまうということでしょう。なかなかにやっかいな問題で、家族としては気が休まらないかもしれません。医師が最も注意するのも、この自殺の防止なのです。

自殺については、昔はうつ病にかかり始めのころと、回復期にそのおそれがあると言われていましたが、今では必ずしもそうではなく、どの時期でも注意しておく必要があると考えられています。

少し気が重くなるかもしれませんが、うつ病の患者については、このような可能性があるということは、忘れずにいてほしいのです。

もし本人が、「お世話になりました」とか「子どものことをよろしくお願いします」などとちょっと変なあいさつをしたり、「死にたい」とか「もう、私は生きていてもしょうがない人間です」と、自殺をほのめかすようなことを言ったら、危険信号です。うつ病には自殺を考えるおそれがあることを知っていれば、冗談だと受け取る家族はいないでしょう。

そのようなとき、家族には何ができるのでしょうか。

まず主治医に連絡をとることが第一であることは、言うまでもありません。主治医はそれによって、入院や薬の処方など適切な処置をとってくれます。

また、とにかく「あなたには私たち家族がいるんです。私たちのために死なないで」「私たちには、あなたが絶対に必要なの」ということを、何度でも言うことです。それを言い続けることが大事なのです。

というのも、患者は死んでしまいたいと思い詰めていても、頭のどこかには死に対する恐怖や、家族への思いがあるものです。ためらいや迷いがあるはずなのです。心がそのような状態のときに、家族が真剣に説得すれば、自殺を思いとどまることもあるのです。

その一方で、家族のこのような願いにもかかわらず、残念ながら実行してしまう人もいます。患者の中には、医師にも家族にも「安心してください。死ぬ気などありませんから」と、その気配も見せずに自殺してしまう人もいるのです。

だからといって、家族が患者を四六時中見張っているわけにはいきません。また、家庭の中には自殺に使われてしまいそうな道具はいくらでもあります。包丁、ナイフ、はさみ、ひも、場合によってはガスも。もちろんそうしたものには注意しなければいけませんが、それにも限度というものがあります。

つまりこの問題では、家族のできることには限界があるわけですから、判断に困るときや、「もしかすると」と、ちょっとでも不安があるときなどは、遠慮なく主治医に相談をしてください。きっとよい方法を考えてくれるはずですから。

ちょっと悲観的なことばかりをお話ししてしまいましたが、ここであらためて言います。患者はもとより、家族にも主治医という強い味方がいるのだということを、決して忘れないでください、ということなのです。家族の様子を見て、疲れているなと思えば適切な処置もしてくれます。

主治医との間にしっかりとした信頼関係があり、なんでも相談できる環境をつくることが、なによりもたいせつです。

■回復期に気をつけること

治療によって病状が山を越して回復期に入ると、患者も落ち着いてきて、少しやる気も出てくるようになります。周りの人が見ても、元気そうで、家族もほっと一息という雰囲気になります。そうなると、本人もそうですが、家族はつい安心してしまって、注意を怠ってしまいがちになります。

この時期で一番気をつけなければいけないのは「気のゆるみ」、まさにこの点なのです。むしろ、仕上げの大事なときなのですから、決して気をゆるめず、これまでどおりに着実にケアを続けましょう。自殺などの事故の心配はまだまだあるのです。

仕事への復帰については、主治医は患者の回復の様子を見ながら、可能かどうかを判断することになります。その結果、職場に出ることができるようになっても、しばらくはハードな仕事や残業はやらないようにしなければなりません。そうした注意を受けているにもかかわらず、本人は休んだ分を取り戻そうと焦ったり、無理をしてしまいがちになります。これが一番悪いのです。へたをすると回復を遅らせるだけですから、家族も気をつけてください。場合によっては、「待った」をかけるぐらいの気持ちでいてください。

とはいっても、職場の人たちの理解がないことにはどうしようもありません。一般的には、一カ月から三カ月は「慣らし運転」というつもりで会社の人たちが考えてくれるのが理想です。この時期は、患者はまだ疲れやすかったり、あるいは休んだりするかもしれません。会社では、復帰してきた人をどのように処遇したらよいか、むずかしい問題があるでしょう。ですから、そうしたことを、家族がよく説明して、あるいは主治医から話してもらってもよいですが、上司に理解してもらうことが、復帰については欠かせないのです。

一方、復帰しても大丈夫だと主治医が言っているにもかかわらず、一向に意欲が出てこない人もいます。そんなときには、これまでとは逆に、励ますことも必要になってきます。

また、復帰を目の前にしたら、しばらく離れていた社会の空気に慣らすために、家族は少しずつ患者を散歩や旅行に連れ出したりするのもよいようです。

家族のケア（事例編）

これまでは、患者のケアについての一般的な注意を述べてきました。ここからは、事例を紹介しながら、もう少し具体的に見ていきましょう。

うつ病になりやすい年代というのがあります。最初が二十歳前後の青年期、二番目のピークが五十歳前後の中年期で、三番目のピークが七十歳前後の老年期です。

そこで、それらの年代の患者を中心に、症状や発病のきっかけなどの面で特徴があるモデル的な事例を紹介していきます。あわせて父親とか母親などという、家庭における患者のポジションにも対応させ、それをもとに治療や家族のケアのあり方について、私なりの意見を添えていきたいと思います。

■父親・中年男性の場合

中年期というのは、人生の中でも最も活発な時代です。それだけに、身の回りにはいろいろなことが起こってきます。職場でもだんだん責任の重い立場になり、家庭では子どもが年ごろとなるなど、それに伴ってさまざまな心配事が増えてくる時期でもあります。体の面でも、成人病などが出てくるようになります。

そうしたことから、うつ病にもかかりやすくなる年代だということができます。

特に五十歳前後は女性でいえば更年期にあたり、男性も体の変化が心にも微妙に影響を与えます。体力の衰えも実感するようになりますので、その分、老化を意識せざるをえません。また、家族が独立したり、仕事の面でも定年が目の前となり、環境も大きく変わることが多い時代と言えましょう。

この五十歳代の男性のうつ病については、最近ではあまり使われなくなりましたが「初老期うつ病」という名で呼ばれることもあります。うつ病の典型的な症状が見られるのが特徴です。原因やきっかけがはっきりわからない、いわゆる内因性のうつ病が多いのです。

その一方で、はた目にはうれしいはずのことがきっかけで起こることもあるのが、このころです。たとえば、サラリーマンであれば昇進など、また待望のマイホームを手に入れたときなどです。うつ病というと、なにかつらい、苦しいことが引き金となるというイメージをいだきがちですが、このような喜ばしい出来事でも起こることがあるのです。たとえうれしいことでも、自分の環境や状況が急激に変化するわけで、それが影響していると考えられています。

事例①

典型的なうつ病の症状に

患者―四十七歳・自営業

【初めての診察室で】

患者の妻「この人、このところ好きなパチンコにも行かないし、プロ野球の大ファンなのにテレビ中継を見ていても、以前のように熱心に応援していないな、とは思っておりましたんですが。でも、それほど気にはしていなかったんです。ところが、きのう、私が出かけていて夕方に帰ってみると、部屋の明かりもつけずに、暗い中でぼんやりしているんです。変だなと思って話をしてみても、ため息をつくばかりで。心配になって、いやがるのを無理やり連れてきました」

患者本人「先生、どうも最近、調子が悪いんですよ。仕事をやらなければいけないことはわかっているんですが、やろうという気にならない。女房が言うように、どこか悪いのでしょうか」

【診断と治療】

本人の様子は、うつ病の典型的な症状を示していた。医師は、原因やきっかけなどは不明だが、症状からうつ病と診断した。深刻な状況ではないと判断して、薬を処方し、必ず一週間後に来るようにと指示して、帰宅させた。

ところが指定した日に診察に来なかったばかりか、それ以来、顔を見せなかった。およそ一カ月後に再び来院したときには、かなり悪化していたので、入院を指示。

妻に様子を聞いたところ、処方した薬は、初めの二、三日はきちんと飲んでいたが、いつの間にか飲まなくなっていた、という。

【私からのアドバイス】

この場合、奥さんのケアの面で二つの大きな失敗がありました。

一つは、先生の指示に従わず診察に来なかったことです。薬の効果が出るまでには、早くても二、三週間はかかります。最初の一週間に、薬をきちんと飲めば、その効果や副作用の状態もわかったし、それがあまりにも強いようだったら、本人に合った処方に変えることもできたのです。

家庭によっては、精神科から連絡されること自体をいやがることもあるので、先生は「次回に来られないようなことがあったら、必ず連絡をください」と本人と奥さんには伝えていたと思います。

二つ目は、薬の中断です。おそらく奥さんもこの病気に関しては初めてということもあって、あまり深刻に受け止めず、油断してしまったのでしょう。薬の管理は家族のたいせつな役目。これをしっかりやっていなかったことが、最大の失敗となりました。

＊薬の中断は絶対に避ける

患者が薬を飲みたくないという場合、これまで何度か説明しているように、まず副作用の問題があります。副作用がつらかったり、びっくりしてしまうためです。「この薬は副作用が出ることがあるよ」と、飲み始める前に患者と一緒に再確認するとよいでしょう。

それ以外にも、いくつかの理由や原因があります。

①薬に対する抵抗感がある。「中毒になって、やめられなくなるのでは」「薬の量が増えていくのでは」「しまいには廃人になるのでは」といった、まるで麻薬であるかのよう

に考えてしまう。

②「薬で自分の性格を変えられてしまうのでは」と心配する。

③「薬に頼らなくても、自分の意志の力でなんとかできる」と考えてしまう。

④抗うつ薬は効果が出るまで二、三週間かかるものなのに、「すぐに効くと思っていたのに、やっぱり薬はだめだ」とあきらめてしまう。

⑤急性期を過ぎると、「もういいだろう」と勝手に判断して、やめてしまう。

これらの心配や不安は、すべて誤解や正確な知識がないことからくるものです（薬の知識については第1章を参照）。脳に作用する薬ということで、漠然とした不安を感じるのでしょうが、うつ病に使われる薬は、先生が患者の症状に合わせて処方をしているのですから、こうした心配は無用です。

また、患者がいやがっても、家族は「きちんと、決められたように、先生がもういいと言うまで、飲もう」と、説得しましょう。中断してしまったために、悪化させてしまったり、長引かせてしまった例はかなりあるのですから。

事例②

栄転はしたけれど

患者―五十歳・サラリーマン

【初めての診察室で】

患者の妻　「二カ月ほど前に会社の出張所の所長に栄転しまして、場所は自宅からそれほど遠くはなかったのですが、子どものこともあって、単身で赴任してもらいました。ですので、土曜、日曜は、身の回りの世話をするために、主人のところに行くようにしておりました。

初めのころは、主人もたいへん張り切っていたのですが、しばらくすると元気がなくなり、何か調子が悪そうでした。食事もあまりしなくなりましたし、これまで愚痴などを言うような人ではなかったのに、部下のことでこぼしたり、『自信がない』『こんなことでは、私を推薦してくれた上司にも申しわけが立たない』などと言うようになったのです」

患者本人　（無言）

患者の妻「気になりましたので、その上司のかたに電話で相談したところ、主人は口頭で辞意を申し出ていたそうなんです。びっくりしました。私には、なんの相談もなかったんですから。そのかたが慰留してくださったので助かりましたが。

その後、内科の先生に診ていただいたら、お酒のせいか肝機能が落ちていると言われました。眠れないからといってお酒を飲んでいたらしいのですが、だんだん量も増えていたようです。それからも、落ち込んだ様子が治らないので、また内科の先生に相談したところ、こちらをご紹介いただいたんです。

でも、診察を受けるのをいやがりまして。その上司のかたが強く説得してくださったので、やっと来ることができたのです」

【診断と治療】

医師は、うつ病と判断、入院させた。患者は、入院中もやはり「死にたい」とか「上司になんと言っておわびをしていいかわからない」などと言うほどの状態だった。それでも三カ月ほどで全快した。

結局、会社には辞表を出し、家業を継いだ。その後はきわめて良好で、また本人も維持療法のため薬を飲み続けているので、再発もない。

[私からのアドバイス]

うれしいこと、おめでたいことでも、それが引き金になってうつ病になる、という例です。出張所所長に栄転して喜んだのもつかの間、うつ病になってしまいました。責任がずっしりと重くなったこと、上司への恩をあまりにも強く感じすぎたことなどが考えられます。勝手に辞意を会社に伝えるようなこともしてしまいました。理解ある上司に恵まれていたから事なきを得ましたが、へたをすれば、そのまま受理されてしまうところです。

そのわりには治ったら、その上司の恩に報いることもなく、会社に迷惑をかけたという理由で、さっさと辞表を出してしまいました。ちょっと矛盾しているように見えますが、病気のときは早まった決断をしてしまいがちなのです。

この例では、奥さんの行動が非常によかったと思います。まず単身赴任の生活でも、必ず週に一回は訪ねており、ご主人の変化に気がついたこと。また、会社の上司とも連絡をとって、ご主人の様子を聞くとともに、協力も仰いだこと。そして、とにかく内科であってもちゃんとご主人を医師に診てもらったこと。これらがあったからこそ、ご主人は全快できたのです。

＊勤め先や学校との連携を

うつ病の治療には医師と家族、そして職場（学校）の三者の協力が欠かせません。特に患者を休ませたり、仕事に復帰させるときのことを考えると、どうしても勤め先の人々の理解と協力が必要になってくるのです。

「うつ病は治療すれば治る病気だ」ということを職場の人間が理解していないと、さまざまな不都合が出てきてしまいます。辞表提出の件でも、すんなり受理してしまったり、長い休みをとるならやめてもらったほうがいいとか、仕事をサボっているようだとか。

むずかしいのは、患者が勤務先の上司などとよい関係であれば、家族も理解を求めやすいでしょうが、そうではないときもあることです。職場の人間関係ばかりでなく、会社の事情、たとえばリストラ策をとっているときなどは、患者の処遇には微妙な問題が出てきます。ですから、会社の人に事情を説明するにあたっては、まず患者本人に了解を得るべきで、できればそうした場に本人が同席することが理想です。また、病状について正確に知ってもらうためにも、主治医の先生にも同席してもらうのがよいでしょう。そうすれば、復帰の際にはどのようにしたらよいかについても、話し合いができると思います。

事例③

働きすぎから

患者——四十二歳・サラリーマン

【初めての診察室で】

患者本人（見るからに元気がない様子。酒のにおいが残っている）

患者の妻「最近は、ごらんのような状態なんです。このところ、残業に次ぐ残業で、休日も満足にとれないくらいで。以前は、私が『たまにはお休みをもらったら』と言えば、『何を言っているんだ。サボっていると思われて、リストラの対象になってもいいのか。いったい、だれのために働いていると思っているんだ』とどなり返してきたのが、今では『情けない。何をやっても、うまくいかない』と沈んでいるんです。それでも、仕事には出ているんですが、どうやらミスが重なったらしいのです。

私は、『大丈夫、がんばって』と励ましたりしたのですが、かえって落ち込んでしまいました。やはり、かなり疲れているのでしょうね。朝起こしても、寝床の中でぐずぐずしていて、なかなか起きてこない。とにかく、出かけるまでに時間がかかるのです。こんなことは、今までありませんでした。

もう一つ心配なのは、このところ急にお酒の量が増えたことなんです。いつもは、ほどほどに飲んでいたのが、深酒をするようになって」

【診断と治療】

医師の診断は、うつ病。過労が長く続いているので、まず休養させることを指示した。ところが本人は会社を休むことをかたくなに拒否。そこで、上司に事情を説明して理解してもらい、本人を説得してもらったところ、それで安心したのか、しばらく休暇をとることになった。

【私からのアドバイス】

うつ病の治療では、薬をきちんと飲んで、ゆっくり体を休めることが基本ですが、この患者の場合は特にそれが必要です。仕事一筋のまじめ人間だけに、仕事を休むなどとんでもないことだと考えてしまったのでしょう。説得がたいへんだったようですが、会社の人に理解があり、上司が説得してくれたことが非常によかった。

また、奥さんがご主人をよく見ていて、それを医師に的確に報告できたことも、診断にあたって大きな参考になったと思います。

*うつ病とアルコール依存症

事例の患者は急に深酒をするようになったといいます。うつ病の場合、好きだったお酒も飲めなくなることが多いのですが、逆にその量が増えてしまうこともあるのです。健康な人でも、気分がめいっているときは、気晴らしにお酒を飲むということがあります。でも、うつ病の人がそれをやると、一時的には調子が出たとしても、酔いがさめたころには、もっと強い落ち込みを感じてしまう。そのために、また飲んでしまう。そうなると悪循環です。しまいにはやめられなくなって、アルコール依存症になってしまう例が最近増えているのです。

家族がアルコール依存症だと思って連れてきた患者が、よく調べてみたらうつ病だった、ということもありました。アルコール依存症の陰に隠れて、うつ病がわからなかったわけです。

＊過労による自殺と労災保険

働きすぎでうつ病になった患者の話が出たところで、この年代に増えている「過労死」や「過労による自殺」についてもお話をしておきます。

最近、過労死が大きな社会問題になってきたことは、ご承知のとおりです。働きづめで心臓などがやられてしまい、倒れてしまうケースもあります。その一方で、一人で無理をして徹夜に次ぐ徹夜で仕事を続けていて、しまいにはつらさにこらえきれず自殺をしてしまう例があります。この中には、うつ病によるものもあると考えられます。

今、過労がきっかけとなってうつ病になり、死を選んだ場合も、「過労による反応性うつ病→自殺」と認め、労災保険が適用されるべきだとの動きが出てきているのです。

適用の基準については、今のところかなり厳しいものですが、それを理解してもらう意味で事例を一つあげておきましょう。

患者—五十歳・サラリーマン（技師）

重要な設計を短期間で仕上げるよう頼まれ、不眠不休で作業を進めた。かなりむずかしい仕事でもあったので、精神的な負担も大きかった。ところがそれに加えて、新たな業務もかかえなければならなくなってしまった。仕事の内容からほかにかわる人もなく、また援助も得られないために、一人で悩み、そのため不眠の状態が続いた。

医師に診てもらったが、そのときは神経症との診断だった。その後、不安発作のために病院にかかり、入退院を繰り返すようになってしまった。そして出勤の途中で電車に飛び込んでしまった。重傷を負ったが、幸いにも命はとりとめた。

この人の場合は、労災が認められました。その判断基準は次のようなものでした。

・性格はきちょうめんだが、それも通常の範囲内だった。
・過去に精神疾患にかかったことはない。
・家庭内に問題はない。
・業務上の困難さ、過度の業務、支援を得られない状態が続いた。
・業務上の原因による反応性のうつ状態となったことを複数の医師が認めた。

こうした判断があり、その結果、この人の場合は「疾病と業務との間に相当の因果関係があり、業務上の災害である」と認められたのです。

このように、労災と認められる例が出てきましたが、それでも仕事との因果関係が客観的にきちんとわかることなど、条件はまだまだ厳しいようです。

でも、こうした動きは、社会的にもうつ病に対する理解が進んでいることを示すもので、知っておいていただきたいことの一つです。

事例④

元気を装う

患者―四十歳・サラリーマン

【初めての診察室で】

患者本人「先生、私はなんともないのですよ。家内が病院へ行こうと、あまりうるさく言うもので、しぶしぶ来たのです」

患者の妻「とんでもない。先生、けさはたいへんでした。包丁で手首を切ろうとしていたんです。もう、真っ青になってしまって。こちらに連れてくるのがたいへんでした。

主人は日ごろから、私や子どもたちにはやさしくて、いつも元気な様子だったんです。でも、一人でいるときの様子を見たら、暗い感じで。何かあったのかな、と思っていた矢先に、こんなことを」

【診断と治療】

医師はうつ病と診断、当面、入院するように指示。四週間ほどのち、安定してきたので退院させた。その際、医師は本人に「決して死のうなどと考えてはいけない。もし、そんな考えが出てきたら、必ず私のところへ来るように」と言って聞かせ、家族にも十分に注意するように伝えた。家族は常に医師と電話などで相談しながら、事故の防止に努めた。三カ月ほどで患者は全快した。

【私からのアドバイス】

ときに、医師や家族の前では元気を装う患者がいることがあります。自分の体が悪いと思われるのがいやなんでしょう。態度の使い分けができるのです。そうかといって、症状が軽度のものだとは言い切れないのです。

この人の場合は未遂で終わってよかったのですが、こういうタイプの人はそんなそぶりも見せずに実行してしまうことがあるので、困ってしまいます。退院してからも、当初は、家族も緊張でたいへんだったと思います。でも、この奥さんは主治医との連絡を欠かさず、患者の病状の報告などをしていたようで、それが功を奏したのでしょう。

＊自殺の予防

私がうつ病の疑いがある人を最初に診察するときには、さりげなく体にある傷あとなどを見るようにしています。これまでに自殺を考えたことがあるかどうかを知るためです。

うつ病の人が自殺を考えることが多いのは、これまで述べてきたとおりですが、精神分裂病や神経症、人格障害（性格の「偏り」）でも自殺や自傷のケースがあることがわかっています。また、最近は比較的若い人に見られる境界性人格障害という、気分の動揺が激しく、自傷を繰り返すものがあります。昔はあまり見られなかったものですが、最近、世界的に広がっていると言われます。自分の手首を切ったりするので「リストカッター」の呼び名があります。

このことから、自殺は必ずしもうつ病に限ったものではないことがわかってきたものの、診断がその分、むずかしくなったことも事実です。いずれにしても、うつ病ではそのおそれについては十分注意しなければいけないことに変わりはありません。

繰り返して言いますが、自殺のおそれが最も高いときには、主治医に相談することが第一です。家族としては、できるだけ一緒にいてあげる。寝るときにも一緒に寝るようにする。これだけでも、患者は安心するし、死のうという気持ちを遠ざけることができるでしょう。

症状が安定してきたら、人の話も聞き入れるようになっているはずなので、主治医の判断を得てからなら、家族で話し合うこともよいと思います。「もう、あんなことはしないでね」と念を押すのです。そういうことも、今後の事故を防ぐ力になると思います。

■母親・中年女性の場合

中年女性のうつ病の特徴は、基本的には男性の場合と同様に、典型的な症状を示すことです。ただ、原因とかきっかけとなると、やや傾向が違ってきます。

主婦ですと、どうしても家庭の中での問題が大きなインパクトとなってしまいます。たとえば、嫁と姑の確執は、古くて新しい問題です。また、お子さんがいるお宅では、その成長にはいつも、いろいろな心配事がつきまとっています。進学で頭を悩ますこともあるでしょう。親同士のつきあいもあります。ときには家庭内暴力やひきこもりといった、つらい問題をかかえることがあるかもしれません。

これらは自分の家のことですから、なかなか他人には相談しにくいものです。ご主人に話しても、仕事、仕事で忙しかったり、「家の中のことはおまえにまかせてあるのだから、しっかりしろ」と、ちゃんと聞いてもらえないこともあります。正直言って、こうしたご主人が多いことも事実で、困ったものだと思います。そのため、奥さんとしてはどうしてもそうした問題を一人でかかえてしまい、悩んでしまうことになるのです。

また、女性は特に五十歳前後になると、更年期という一つの節目を迎えます。閉経という現実が、どうしても老化を考えさせ、心にも微妙な影響を与えます。

そして、いわゆる更年期障害と呼ばれるさまざまな症状が出てきます。自分の体の不調をいろいろと訴える不定愁訴も起こりやすくなります。たとえば一時的に体が熱くなるホットフラッシュをはじめ、めまい、動悸、息切れ、頭痛、手足のしびれなどいろいろです。それらがうつ状態を伴うこともあります。

注意しなければいけないのは、更年期障害による不定愁訴と、いわゆる「仮面うつ病」

による不定愁訴と、見分けがつきにくいということです。ほんとうはうつ病なのに、「なあに、更年期障害だろう」と、軽く考えてしまうのです。

なかなか判断をつけにくいだけに、家族も十分に気をつけて、少しでも変だなと思ったら医師に相談してもらいたいと思います。

事例①

更年期に孤独が加わって

患者――五十五歳・主婦

【初めての診察室で】

患者本人（ほとんど口をきかない）

患者の夫「私は仕事が忙しくて、妻とゆっくり話をする時間もないような毎日なのですが、このところ洗濯などの家事がとどこおりがちになっているのに気がつきまして。初めは何か私に不満があって、怒っているのかと思いましたが、どうもそうではない。更年期のせいかなとも思いました。

それから気になって、妻の様子を注意して見るようにしました。買い物にも出ていないらしく、服装にもあまり気をつかっていないし、どうやら横になっていることが多いようなんです。どこか体が悪いのかと聞いても、『なんでもない』と言うだけです。ところが、一昨日からは食事も作らなくなりました。

ちょっと変だと思いまして、無理やり連れてきました。

何か心当たりと言われても、思いつかないのですが、半年ほど前に娘が嫁ぎ、長男も結婚して別に住んでおりますので、一人きりになって、さびしかったのかなと思います」

【診断と治療】

医師はうつ病と診断、通院治療とすることにした。

夫は、会社一辺倒だったことを反省。休日はもちろん、平日も残業しないようにして早めに帰宅して、献身的に介護した。事故の心配があることを医師から聞き、平日の昼は娘や息子の嫁にできる限り自宅に来てもらい、妻を一人にしないように努めた。二カ月後に全快した。

【私からのアドバイス】

この患者ぐらいの年齢になると、子どもたちも独立していって、一人きりになってしまうことがあります。子どもが一人前になってほっとするというよりも、何か生きがいを失って心がうつろになってしまう。それがきっかけとなりうつ病に、というケースです。よく「空《から》の巣症候群」と呼ばれているものが、これにあたります。

こうした状況が、更年期に重なることも多いので、うつ病とは気がつきにくいことがあります。

この例で特筆すべきは、ご主人の熱心なケアでしょう。一般的に、サラリーマン家庭で主婦が病気になると、どのようにケアをするかというのが大きな問題になります。ご主人は勤めがあって、なかなか休暇をとったり早退するのがむずかしいことが多いからです。このご主人は、会社に理解を求めるなど、なかなかたいへんだったと思われますが、よほどがんばったのでしょう。

また、患者を一人にしないよう、家族で連携したこともよかった。患者を一人にしておかないほうがよい状態のときは、兄弟とか親といった、患者が気を許せる人間がそばについているのが一番いいようです。

家族が一体となって努力したことが、よい結果を生んだという好例です。

なお、どうしても、そばについてくれる人が見つからないときには、先生と相談して、入院させる方法もあります。

＊更年期障害とうつ病

更年期障害は、ホルモンの代謝のバランスがくずれるために起こると言われていますが、厳密にはどの程度、影響しているのかについては、今のところはっきりしていません。

でも更年期は、うつ病にかかる人が多くなるときでもあります。このことから、うつ病はホルモンや自律神経系のバランスがくずれるために起きやすくなるという説もあるのですが、これまた、なんらかの影響はあるとは思われますが、直接的な因果関係までは解明されていないのが現状です。

注意しておきたいのは、更年期障害についてはいろいろな本が出ていたりして、なまじよく知っているだけに、医師が「軽いうつ病です」と診断しても、「いいえ、私は違います。更年期障害なんです」と自分で決めつけてしまう人もいることです。まだ更年期でもない年の人がそういうことを言うこともあり、困ってしまいます。

結局こういう人たちは、先生の言うことを聞かず、市販の薬を飲んだりします。ご主人も、更年期とはそういうものかと思って、何も言わない。そのうち、うつ病をこじらせてしまうのです。

知識が豊富であることはよいことではありますが、昔から「生兵法《なまびょうほう》は大けがのもと」というように、それで判断を誤ってしまってはなんにもなりません。

事例②

引っ越しがきっかけに

患者―五十歳・主婦

【初めての診察室で】

患者本人　「このごろ不眠症ぎみで、食欲もなく、いつもだるい感じなんです。おなかが痛くなったことがあって、内科の先生に診ていただき、肝臓が悪いのかもしれないと血液の検査もしましたが、別に異常はないということでした。でも、体の調子は相変わらずなんです」

患者の夫　「体には特に異常がないことがわかったのに、いつまでも同じような状態が続いております。たまたま、新聞で『仮面うつ病』というのがあることを知りまして、もしかすると家内もそれではないかと心配になり、連れてまいりました。

私たちは二カ月前、この街に引っ越してきたばかりですが、環境が変わると精神的にもいろいろ影響があると聞きましたが」

【診断と治療】

医師は、軽度のうつ病と診断。通院治療とし、比較的早めに治ることができた。

【私からのアドバイス】

うつ病は心の病気ですが、体にも症状が出てくることがあります。精神的な症状よりも体の症状のほうが前面に出てくるケースがよくあり、これを「仮面うつ病」と呼んだりします。

この患者のご主人がたまたまとはいえ、うつ病のことを知り、早めに精神科の診察を受けさせたのはたいへんよかったと思います。おかげで、軽いうちに治すことができました。

この患者で注目しなければいけないことが、もう一つあります。引っ越しをしたあとに、うつ病になったわけですが、男女を問わずこうしたケースは多いのです。

うつ病が起こる原因というのは一つではなく、さまざま要因がからみ合って起きます。たとえば同じ引っ越しでも、その理由は新しくマイホームを手に入れたためだったり、近所づきあいがうまくいかなかったためだったり、転勤だったりといろいろです。ですから原因は引っ越しそのものだけとは言えません。

ただし、引っ越しはこれまで続けてきた生活環境ががらりと変わるため、心に影響することは事実です。特にお年寄りは、環境が変わることからくるストレスは強く感じるようです。

*ほかの病気の診断に隠れているうつ病

更年期障害のところでもふれましたが、いわゆる「仮面うつ病」では、症状は胃痛、下痢、便秘、食欲不振など消化器系の病気のようなもの、だるいといった肝臓病のようなもの、動悸、息切れなど循環器系のもの、肩こりや腰痛など整形外科的なもの、さらには頭痛、イライラ、めまい、しびれなど神経のものなど、実にさまざまな形をとります。

ですから、こうした症状がある人はだいたい、まず内科の先生のところへ行きます。そこでは原因がよくわからないということで、そこから精神科を紹介されるパターンが多いのです。もっとも最近は内科でもうつ病のことをよく知っている先生が多く、そこでうつ病と診断されることもあるようです。このケースは男女を問わずあります。

ただし、これと似たような症状で心身症ということもあります。また神経症でも、体の不調を訴える場合があります。これらと違って「仮面うつ病」では症状が次々に変わっていくのが特徴です。いわゆる不定愁訴の症状となるのです。

いずれにしても、ふつうの人にはなかなか見分けがつきにくいですから、内科などで治療を受けてもこれらの症状が治らないようでしたら、一度、精神科を訪ねてみることをお勧めします。

事例③

共働きでストレスがたまって

患者―四十八歳・主婦

【初めての診察室で】

患者本人「長いことパート勤めをしているんですが、最近、それがおっくうになってきて。家事にも力が入らなくなってきたのです。やらなければいけないと思うのですが、だめです。

主人は顔を見れば、『だらしがない』とか『怠けているだけだ』と、がみがみ言うだけです。

友達が心配してくれて、先生のところに行きなさいと」

【診断と治療】

患者は一人で来院。医師はうつ病と診断、通院治療を始めた。日を改めて、夫からも話を聞いた。夫は仕事が忙しく、妻の状態に無関心だった。「妻は、いつもパートも家事もきっちりこなしていたので、あまり心配もしていなかった。ときどき言葉で励ます程度だった」と言う。医師は、怠けているのではなく病気であることを夫にわからせ、日ごろのケアをしっかりやるよう約束させた。

【私からのアドバイス】

残念ながら、このように奥さんに対する理解が足りないご主人が多いのです。私の経験でも、診察には奥さん一人ということがわりとありました。

パートといっても、けっこうきつい作業もあるでしょうし、能率が悪いとか言われて悩むこともあるはずです。またパートに出る理由も、生活のためにということが多いのですが、家にいてもつまらないとか、暇つぶしにということもあり、いろいろです。いずれにしても、ストレスも多いことでしょう。そういうときに、ご主人がどなり散らしたら、ますますストレスがたまってしまいます。

家族関係で症状を悪化させることもありうるわけですから、日ごろからのよい関係がいかにたいせつかを、思い知らされる例です。

＊主婦が病気になったら

一般的に、ご主人が外に働きに出て、奥さんが家庭を守るパターンが多いわけですが、それだけに主婦が病気で倒れてしまうと、うちの中は大混乱となります。特にうつ病で事故の心配がある時期は、動きがとれなくなってしまうでしょう。

その一方で、先の例のようにご主人がなるべく早めに帰宅したり、休暇をとったりできる状況はむしろ少ないかもしれません。ご主人が奥さんに対して無関心であるような態度は、論外です。でも仕事が忙しく、そうしてあげたくてもできないこともあるでしょう。

そんなときこそ、子どもも含めて家族が協力してケアに努める。親であるなら、どちらかと言えば、患者の実の父母のほうがよいでしょう。姉妹でもよい。なぜかというと、患者は自分の身だしなみなどには気が回らないとはいえ、他人にそんな姿をさらしたくないと思っているのです。一番気を許せる人が一緒にいることが、理想です。

■子ども・青年の場合

「子どもはうつ病になるのでしょうか」。ときどき、こんな質問をされることがあります。

正直言って、むずかしい問題です。もともとうつ病は、性格や人格というものが形成されてからの病気だと考えられています。でも、うつ病のような症状を見せる子どもの例もあります。ただ、小さい子どもだと表現力が未熟で、診断が非常にむずかしいのです。だからといって、絶対にないとも言い切れないのです。

はっきりとしたかたちのうつ病は、考え方や訴えがきちんと表現できる、つまり人格の面でき上がってから以降の病気だと考えています。

人間形成ができてくるころ、思春期から青年期にかけては、体の面でも心の面でも変わり目にあたり、それだけに精神的にも不安定になります。ストレスにも弱く、心が揺れやすくなります。小さなことを必要以上に気にしたり、いろいろなことに過敏に反応することになりますから、うつ病についても注意する必要があるわけです。

この年ごろのうつ病は、反応性のうつ病の傾向が強いと言えます。その症状は、基本的には大人と同じようなのですが、いわゆる「ひきこもり」となったり、ときには暴力をふるうなど、そのあらわれるかたちは多様です。うつ病のあらわれ方に「暴力」があるというのは、ちょっと不思議ですが、現実にときどき見かけられます。

ただし、「ひきこもり」や「暴力」がうつ病でそうなるのか、神経症その他の病気なのか、その判断はたいへんむずかしいところです。

成人して社会人になればなったで、環境ががらりと変わることから、うつ病が起こることがあります。また、女性では出産という大仕事に関係して、「産褥期うつ病」なども起こってきます。それらについては、のちほど事例をもとにくわしく説明します。

事例①

「ひきこもり」に

患者――十五歳・中学三年生・男子

【初めての診察室で】

患者の母親「外に出ることを、とてもいやがります。きょうも、やっとの思いで連れ出してきたのです。

学校には、もう一カ月ほど行っておりません。初めのうちは、顔を見るたびに登校しなさい、とうるさいくらいに言っていたのですが、今はもう、半分あきらめの気持ちです。

一日中、自分の部屋でごろごろしているのです。父親に話しても、この子をただしかるだけです。心配でしかたないので、教育相談に行ってみたり、もちろん学校の担任の先生にも相談はしたのですけれども、解決できませんでした。もしかしたらと思って、先生をお訪ねしたわけです」

【診断と治療】

心労のためか、母親のほうが患者のようになっていた。子どもに直接聞いてみたところ、「三年生になったばかりのころ、腹痛や頭痛が続いた。病院の内科で診てもらったが、なぜだということだった。そのうちに、何をするにもだるくて、学校へ行くのも面倒くさくなった」と言う。医師は、とりあえず精神安定剤を与え、通院治療で様子を見ることにした。ほどなく、うつ病であることがわかった。

【私からのアドバイス】

先ほども述べましたが、この年ごろのうつ病はいろいろな症状のかたちをとりますので、診断は慎重に行われなければいけません。この患者の場合は、学年が上がるのと同時にクラスがえがあり、先生、友達そして教室などがかわってしまったことが、心に動揺をきたしたのかもしれません。また、お母さんが日ごろから神経質にいろいろ口をはさんでいた気配があります。

ですから、ちょっと心配なのは、このお母さんのケアの仕方です。そうした神経質な対応はよい影響を与えません。受験を控えている学年でもあり、お母さんのほうにも焦りの気持ちが出ているのかもしれません。でも、そこはゆったりと構えて、ケアに専念してほしいと思います。同じような状況の中で、お母さんもうつ病になってしまったという例もあるのですから。

＊原因さがしだけでは意味がない

「ひきこもり」の症状を示すのは、うつ病だけとは限りません。精神分裂病、人格障害でも同じような症状があります。「ひきこもり」は、どうやら日本独特のもののようですが、その始まりは不登校からという例が多いようです。

自分の子どもが長いことふさいでいるのに気がついているのにもかかわらず、病院に連れていくのが遅れてしまう親もいます。

不登校の場合も含めて、「うちの子はなぜ、このような状態になったのか」、まずその原因さがしを始めてしまうのです。いろいろ調べていくと、学校でしかられたとか、いじめられたとか、原因らしいことがわかる。そうすると、もうすべてがわかったつもりになってしまって、慰めたり、励ますだけで何も手を打たない。その結果、うつ病の発見が遅れてしまうのです。こういうことが、よくあるのです。

事例②

入社したとたんに

患者——二十二歳・サラリーマン

【初めての診察室で】

患者本人「会社に勤め始めてしばらくしたら、なんだか思っていたよりもつまらない。だんだんやる気がなくなってしまったんです。仕事以外のことだと、やる気が出るんですが」

患者の父親「こいつを見ていると、歯がゆくなってしまいます。せっかく高校のころからあこがれていた会社に入れて、研修も終わって実務についたのに、もう休んでいるのですから。『男にとって仕事とはどんなに大事なものか、よく考えろ』としかったのですが、どうもただ怠けているとも思えず、気になったものですから、先生によく診ていただこうと」

【診断と治療】

患者の無気力な様子を見て、医師は軽いうつ病と判断。しばらく会社は休ませ、休養を優先させるよう指示した。

【私からのアドバイス】

新入社員が入社後に無気力になり、うつ病となるケースはよくあります。初めての仕事や一人暮らしなど、環境が大きく変わる時期です。この患者の場合、本業の仕事はやる気が出ないが、ほかのことだとできるということを言っています。本来、うつ病だと全体的に憂うつになるものですが、このケースではやる気が出るものと、そうでないものとがあるのです。大学生であれば、大学の講義には出たくないが、アルバイトはきちんとやる。

つまり、主目的や肝心なことはやりたくなくなるという傾向があるのです。こういう人たちは生活のリズムも狂ってきて、夜と昼が逆転していることが多い。同じような例が、最近、増えてきていますが、これを「アパシー症候群」と呼ぶこともあります。

このケースは、診断する医師も困っています。うつ病とは言いがたいし、神経症なのか、性格からくるものなのか。少なくとも治療には、うつ病の薬のうち意欲を出させるものを使っています。

新入社員がうつ病になってしまう例を、もう一つ。入社早々、泊まり込みの研修を行う会社がよくあります。聞いてみると、けっこう、内容のきついものも多いようです。その研修でうつ状態になってしまうのです。ほとんどが一時的なものですが、中にはうつ病になってしまう人もいます。

＊張り詰めていた気持ちがゆるむ

五月は大学生でも、新入社員でも、それまで初めてのことばかりで張り詰めていた気持ちが、ちょうどゆるみ始めるときでもあります。こうしたことが重なって、うつ病になることがあるのです。それで、このような時期の無気力な状態をさして「五月病」と呼んだこともあります。

このケースで家族が一番気をつけなければいけないことは、親から遠く離れて一人住まいをしている場合です。あまり連絡をしてこないので、親が心配して電話をすると、「大丈夫、元気でやっているから」と答える。親はそれで安心してしまう。でも、実はうつ病になっていて、医者に行くのが遅れてしまったという例があります。

なかなか目が届かないがゆえの問題ですが、これまた日ごろの家族関係がいかにたいせつかという一例です。

事例③

お産のあとに不安がいっぱいになって

患者――二十三歳・主婦

[初めての診察室で]

患者の母親 「娘が一カ月ほど前に出産をしました。母子ともに元気で、ほんとうなら大喜びするはずです。ところが娘は違ったのです。あまりうれしそうではないのです。出産した直後は、大仕事を果たしたので、疲れてしまったのかなと思っていたのですが、その後も元気が出ませんでした。

このごろは『この子を育てていく自信がない』なんて言い出す始末で。産婦人科の先生にお話ししたところ、こちらの先生に一度相談してみなさいと言われました」

患者の夫「私も、『もう母親になったのだから、がんばろうな』と励ましてはいるのですが、どうも様子がおかしいんです」

【診断と治療】

後日、本人を診察したところ、「産褥期うつ病」と診断、入院させた。一カ月の入院の間、乳児は患者の実母が面倒を見ていた。

【私からのアドバイス】

産褥期うつ病というのは、出産直後から数カ月ぐらいまでに起こるうつ病をさします。人間関係などが引き金になって起こる一般のうつ病とは、少し異なります。妊娠中は、胎内で子どもを育てるための女性ホルモンが分泌され、出産でそれらが少なくなるなど、ホルモンのバランスが急激に変化することが影響していると考えられています。

お産のあとに、子育ての悩みを持ったりして不安に思うのは、今の時代、きわめてふつうのことだと思います。特に最近は、子どもが少なくなったこともあって、小さな子どもが成長していく様子を身近に見ることが少なく、また頼りにしたい母親も子どもが少ないので、育児の経験が豊富とは言えない状態です。まして核家族ということで身の回りに相談相手もいない。ご主人はと言えば、妻まかせという人が多いのが現実です。その一方では育児の本や雑誌などによって、情報だけは過多になっています。

これでは、不安になってもしかたありません。

その上、産後は疲れていてもしかたないとか、子育てで悩むのも当たり前のことと思って、家族がうつ病だとは思わないことです。そのために発見が遅れてしまうことがあるのです。

この患者の場合、精神科に入院しましたが、この間は患者の実母が赤ちゃんの面倒を見ていたとのことです。それを知らされただけでも、患者の不安は軽減されたと思います。

＊産褥期うつ病で困ること

最近、よく「マタニティ・ブルーズ」という言葉が使われ、産褥期うつ病と混同されますが、こちらはお産のあと三～六日ぐらいに症状が出ます。症状は、涙もろくなったり、うつ状態になったり、反対に気分が高揚したり、落ち着きがなくなったり、不安のために緊張したりといったものです。だいたい一過性のもので、自然に消えていきます。通常はこれをマタニティ・ブルーズと呼んでいるのです。ただ、うつ病の前兆であることも考えられるので、注意しておく必要はあります。

産褥期うつ病は症状が重くなると、ちょっと困ったことが起こる危険があるので、注意が必要です。それは赤ちゃんを道連れにした自殺をはかることです。どうやら、自分の子どもを殺すことが他殺であるという意識はないのです。親子一体という日本人的な考え方が背景にはあるようです。

「子どもを育てられない」とか「もう、死んでしまいたい」などと言うようであれば、早めに相談することです。産婦人科の先生も、そういうことがあることは十分に知っていますから、危険があると判断すれば、精神科を紹介してくれるはずです。その結果、うつ病と診断されれば、母子を離すこともあります。事故を防止するためです。

そうなると、子どもをどこかに預けなければなりません。そこで家族の協力がたいせつになってくるわけです。患者の実母や兄弟に預かってもらうのが自然だと思いますが、問題はそうした人が身近にいない場合です。でも、子どもを預かってもらえる施設もありますから、先生がたに相談するとよいでしょう。

治療には抗うつ薬を使いますが、これは母乳に出る可能性がありますので、薬を飲んでいるときは授乳を控えることもあります。

薬に関連して言うと、以前は妊娠中はうつ病にはかからないと言われていましたが、必ずしもそうではないことがわかってきました。したがって、妊娠中に抗うつ薬を飲む場合は、胎児への影響などについて、先生とよく相談をしてください。

■老親・お年寄りの場合

老化に伴って体が思うように動かなくなったり、いろいろな病気にかかりやすくなります。また、長年連れ添った夫や妻に先立たれたり、友人が亡くなったりして孤独感が深まります。こうしたことが心にも大きく影響するので、うつ状態になってしまうお年寄りは、思いのほか多いものです。

お年寄りのうつ病では、憂うつな気分よりも体の不調や痛みを訴えたりすることが多く、ときにがみがみうるさくなることもあり、一見うつ病には見えないことがあります。そのせいで、見つけるのが遅れてしまうことが多いのです。

妄想が伴うこともあります。自分のものをだれかに盗まれてしまったとか、意地悪をされているというような「被害妄想」。私の知っているケースでは、自分の店に税務署員が調査に来ただけなのに、「自分は疑われている」「覚醒剤を持っている疑いだ」とか、「逮捕に来た」と考えてしまう人もありました。

たいしたことをしていないのに、「申しわけない」と自分を責める「罪業妄想」。悪い病気にかかってしまい、内臓が腐っているというようなことを考える「心気妄想」。自分は無力だとか、けっこう財産を持っているのに自分は貧乏だと考えてしまう「微小妄想」。いろいろなかたちの妄想があります。

昔はうつ病では妄想は見られないと言われていましたが、必ずしもそうではないこともわかってきています。これらお年寄りの場合は、病気の本体はうつ病で、それに妄想が加わってきたと考えられます。

もう一つ、お年寄りのうつ病の特徴として気をつけなければいけないのは、症状がいわゆる痴呆とたいへん似ていることがあることです。口数が減り、行動や反応が鈍くなる。そして物忘れがひどくなったり、ときには自分がどこにいるのかさえわからなくなります。

痴呆であれば、それがどんどん進んでいきますが、うつ病の場合は、治ればそうした状態も改善されていきます。それで、こうした状態を「仮性痴呆」と呼ぶこともあります。そうは言っても、あとから痴呆が出てくることもありますから、注意しておく必要があります。

事例①

口うるさくなって

患者――六十七歳・男性・無職

【初めての診察室で】

患者の息子　「私が店を継いで、親父にはうちで隠居してもらっています。三カ月ほど前に母が亡くなってからというもの、ちょっと様子がおかしいのです。以前から口やかましい親父でしたが、最近、それが特にひどくなりまして。ちょっとおなかが痛いというだけで、当たり散らしたりするので、家族も困っているんです」

患者本人　「痛いから、痛いと言っているのに、おまえと嫁はたいしたことはないと、おれをほったらかしにするからだ」

患者の息子　「きょうはどうしても先生に診ていただきたくて。おかしいと感じたのは、先日から『おれの飯に毒を入れたろう。もう絶対におまえたちが作ったものは食べないぞ』なんて言い出して、ほんとうにうちでは食事をしなくなってしまいました。これは、どう考えても変だと」

【診断と治療】

うつ病は、多くの人は沈み込むが、この人の場合は逆に口うるさくなった。また、妄想を持っているようなところもある。医師はうつ病と判断、通院治療を始めた。当初、患者は頑として薬を飲まなかったが、医師と家族が根気よく説得をした結果、言うことを聞くようになった。

【私からのアドバイス】

口やかましくなるのは、お年寄りのうつ病の一つの特徴です。これをやられると、まいってしまう家族もいます。あんまりうるさいから、どなり返す。その繰り返しで家族との間が険悪になってしまい、うつ病の早期発見など論外になってしまいます。

この患者の場合は、妄想のようなことを口走るようになって、家族が変だと思いました。いずれにしても、早めに診察に連れてきたのはよかった。お年寄りの場合は自殺の心配も大きいからです。

また、かたくなに薬の服用をこばんだ患者を根気よく説得して、飲ませるようにもっていった家族もえらかったと思います。

＊「年のせい」と見すごしやすい

お年寄りがうつ病になる要因は多いと言わざるをえません。体の機能の低下はもとより、いろいろな病気を持っていること、親しい人の死などの喪失体験など。またストレスに対して弱くなりますから、ささいなことでも、きっかけとなることがあります。

お年寄りのうつ病の特徴は、うつ状態が目立たず、何事にも興味を示さなくなる、極端に悲観的になる、などです。また体の不調や不眠を訴えたりします。でも、「うちのおじいちゃんは、もう年だから」と年のせいにされて、発見が遅れることがしばしばです。

お年寄りの場合は、他の合併症との関係もあって、薬の副作用も出やすく、長引いたり、慢性化しやすくなります。また、自殺のおそれがかなり高い。ですから、できるだけ早く見つけ、病院に連れていくことが望まれます。

事例②

痴呆？　うつ病？

患者―七十一歳・女性・無職

【初めての診察室で】

患者本人　（うつむいて、「すみません」と繰り返すばかり）

患者の娘　「母はもともと元気な人で、ゲートボールの練習などには、毎回きちんと出かけていたのです。

ところが一カ月ほど前からふっつり行かなくなり、あまり外出をしなくなりました。好きなテレビ番組も見ませんし、一日中寝間着のままでいることが多くなりました。どんなときでも、服装はきちんとしている人だったのですが。で、ちょっと注意をしたところ、『すみません、すみません』と一生懸命に謝るのです。

先日はお漏らしをしてしまいました。毎日、沈みがちで、表情も乏しくなったような気がします。もしかすると、痴呆ではないかと心配なんです」

【診断と治療】

医師は慎重に診察をした結果、うつ病と診断した。通院治療をして、二カ月ほどで全快、同時に痴呆に似た症状も消えた。

【私からのアドバイス】

前にも述べたように、お年寄りの場合、うつ病なのか痴呆なのか、その見分けは非常にむずかしいものです。この患者は、実の娘さんと同居していたおかげで、「これまでの様子とちょっと違う」ということが、はっきりとわかりました。痴呆は、最近ではだれでもよく知っている病気ですので、娘さんもそちらが心配で診察を受けさせたようです。

でも、それが結果としては早期発見につながったわけですから、よかったと思います。

＊薬には特に注意を

お年寄りの場合は、副作用を強く感じることが多いと思います。それで服用をやめてしまったりすることがありますから、ケアする人はその様子をよく見て、先生と相談してみてください。副作用として、立ちくらみがかなり強く出ることがあります。立ち上がろうとして転んで、骨折でもしたらたいへんです。寝たきりとなる原因にもなりかねませんので、注意してあげましょう。

また、ほかの病気を持っていることがありますから、その治療薬も精神科の先生に見せて、重複しているものや一緒に飲んではよくないものを調べてもらってください。


お年寄りを取り巻く家族構成は、それこそ千差万別ですので、一概には言えませんが、長男夫婦と同居していて、それこそ嫁姑の問題がある中で、うつ病になってしまったらどうなるでしょう。

ここでも、ふだんからの家族関係が良好であることがいかにたいせつか、考えさせられます。

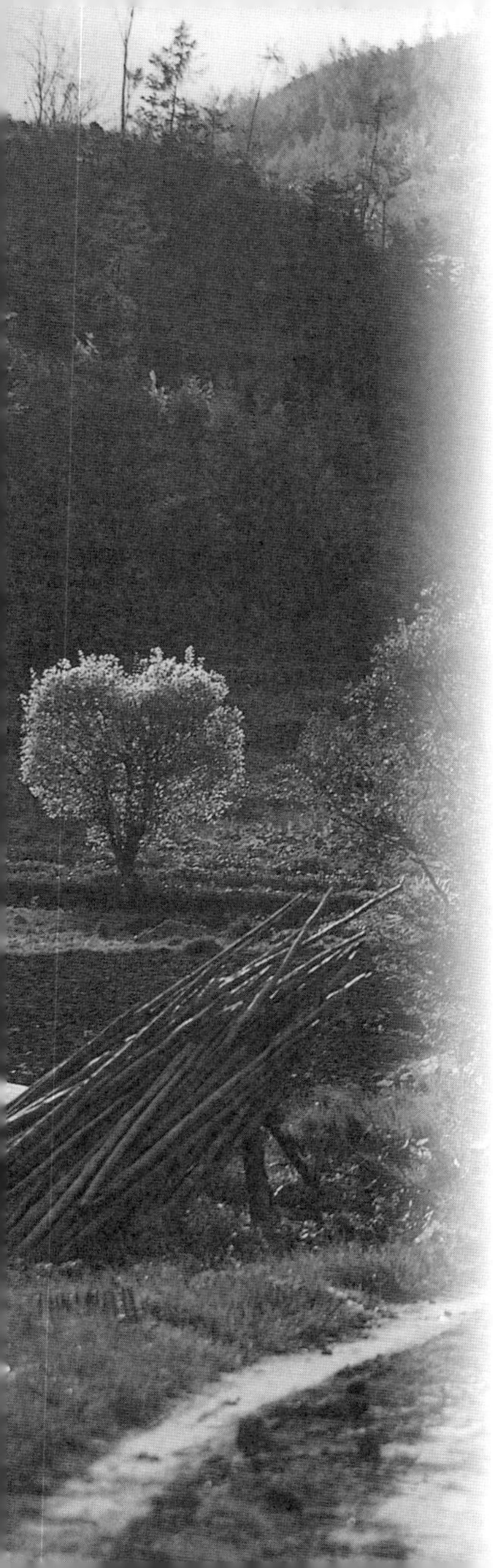

第4章 治っても、再発の予防は忘れずに

治療が進むにしたがい、患者の症状も少しずつ改善されて、気分が安定してきます。でも、そこで気を抜いてはいけません。ほんとうに治ったかどうかの判断はたいへんむずかしいのです。そこは、やはり主治医の判断を待つほうがよいでしょう。

患者の様子が快方に向かい、これまでのような症状が見られなくなり、気分が安定してきて、「あともうちょっと意欲が出て、もう少し睡眠がとれるようになるといいが」という程度になると、「よくなってきた」段階です。

一般的には、患者の状態が「症状が出る前の状態、つまり元に戻ってきた」ことを回復の目安としています。というのは、ときとして回復するにしたがって、うつの状態から「元の状態」を通り越して、元気になりすぎてしまうケースがあるからです。医師は、そのへんを考えて慎重に見ているわけです。

第3章で、患者のケアについて家族がよく観察することが大事だということをお話ししましたが、この時期でも家族の「目」が重要なポイントになります。日ごろ患者と一緒に生活している家族の「元に戻った」という印象と、主治医の判断が一致して初めて「ほぼよくなった」と言えるのです。

ここまでくれば、もう、あとひと押しです。その見きわめは、もちろん主治医がするわけですが、薬の量もこれまでよりも、少しずつ減らしていくと思います。また、会社や学校への復帰のことなど、回復後の話もすることになります。

家族も、いろいろと言葉や態度であと押しをする必要が出てきます。これからは、少しずつ患者が行動するように仕向けていかなければなりません。そう説明すると、かえってこわがったりする家族もいます。それまでは患者に対して「励ましてはいけない」とか「意見や批判をしてはいけない」と言われ、神経をつかってきたわけですから、戸惑うのはしかたがありません。そんなときには先生と相談して、「先生も、いつまでもごろごろしていないで、少しは動いたほうがいいと言っているよ」と、先生と同じ意見を言うことです。主治医と家族の言うことが一致していることが、なにより患者を安心させるからです。

例外的に長引くケースも

うつ病は、ほとんどが数週間から数カ月で治ります。でも、どんな病気でも例外があるように、うつ病でも二、三年かかるケースもあります。長期間にわたる場合は、重い症状が続くというよりも、多くは軽い状態が続きます。

長引く（慢性化する）かどうかは、性格や合併症の有無が関係すると言われています。

性格の面で見ると、まじめすぎて融通がきかない、神経質、気分の変化が激しいなどがあげられています。また体の病気で、動脈硬化、高血圧、糖尿病など生活習慣病を合併症として持っている人も、長引く可能性があります。これらの病気が重いと、薬の選び方も慎重にしなければならないため、治療がむずかしくなるからです。

抗うつ薬の副作用が強く出て、適量を決めるのがむずかしい場合も、長引くことがあります。特にお年寄りは副作用が出やすいので、その可能性が高くなります。また、薬の効果が思うように上がらない患者の場合も、検査や適正な薬を調べたりして、時間がかかることがあり、薬の使用量にも関係するとも言われています。

このように例外的に治るまでに時間がかかるケースはあるものの、うつ病は必ず治るものですので、短気を起こさず、前向きに治療に専念することを肝に銘じてください。

■再発しやすいことも考えて

うつ病は治る病気です。でも、残念ながら、再発しやすい病気であることも覚えておいてください。つまり、治ったら、次は再発がないように心がけることが必要だということです。

うつ病にかかった本人も、治ってしまうと病気のころのつらさなどはけろりと忘れてしまうため、再発予防などについては無頓着になることがあります。家族にしても、患者が元どおりの生活に戻れて、ほっとしてしまいます。つまり、油断してしまうのです。

でも、いつ再発するかはわかりませんから、日ごろからその防止に努めることはぜひ、忘れないでいただきたいと思います。

次に、再発防止のためにどのようなことをしたらよいのかということについて、お話ししていきます。

基本はやはり薬による維持療法

最近はうつ病が治っても、再発を予防するために、長期にわたって薬を飲み続けることが一般的になっています。これを維持療法と呼んでいます。

よく患者や家族などから「治ったのに、まだ薬を飲まなければいけないのですか」と聞かれますが、いつ再発するかについても、まだはっきりとわかっていないのが現状ですから、最低限の予防として維持療法がとられるのです。また、仮に再発してもそのための薬を飲んでいることで、症状が軽くてすむことが多いのです。

以前は、再発予防のためには、その患者の治療に最も効果的だった抗うつ薬を最少量（維持量）飲み続ければよいとされていました。現に、その方法も役立ってはきたのですが、このごろは炭酸リチウム（商品名リーマス）という薬も使います。

炭酸リチウムは躁《そう》状態を治療するための薬ですが、再発予防にもよく効くことがわかってきたのです。これは、たいへん大きな発見だったと思います。副作用がまったくないわけではないのですが、使用量は少量ですので、それも出にくいのです。

このほかにも、てんかんの治療薬のカルバマゼピン（商品名テグレトール）なども、予防に効果があることがわかってきて、これを使う医師もいます。

ですから、第1章の薬のところでも述べましたが、患者が飲む薬だけで病気を勝手に判断してはいけません。「リチウムを飲むから躁病なのだ」とか「カルバマゼピンだから、てんかんなのか」といった具合に。もちろん、再発予防のための薬についても、事前に主治医が説明してくれるはずですから、よく聞いておいてください。

いずれにしても、維持療法としてどのような薬を使うかは、先生によって微妙に違ってきます。たとえばどの薬をどのぐらいの量使うか、炭酸リチウムをどの段階から使うかなども、それぞれの医師の経験を生かして決めていくと思います。

飲み続ける期間も、これといった決まりはありませんが、多くの医師は少なくとも一年は必要だと考えています。私の患者の中には、「ずうっと飲み続けますよ。安心できますから」と、自主的に飲み続けている人もいます。

要は、もう治ったからと、主治医の判断も待たずに、薬を飲むことを勝手にやめないことです。これは、患者のケアで苦労をしてきた家族も忘れないようにしてほしいものです。

予防のために、発病のきっかけを見つめ直す

再発予防で一番大事なことは、本人がしっかりとそうならないように自覚を持つことです。ところが、治ってしまうと、つらい思いをしたことすら忘れてしまう人が多いため、防止についてはまったく気にしなくなってしまうケースがあるのも事実です。困ったものだと思います。

前にも述べたように、うつ病になるときにはその人が置かれた環境や状況がきっかけとなることがあり、またそれに性格的な側面もかかわってくることがあります。実は、自分がどのようなきっかけがあってうつ病になってしまったかを知ることが、再発予防に大いに役立つのです。

もちろん発病した当初は、きっかけがはっきりしないことがありますが、冷静になって主治医と話し合っているうちに、それを知ることができるということもよくあります。何かはっきりとしたきっかけがあったとすれば、それを避けるなり、事前に準備をすることで、かなり再発を予防できるのです。

主治医も、患者がどんなところに弱いかについてはよく承知しているはずですので、本人にも、必要に応じて家族にもそれを伝えてくれるでしょう。もっとも自分の弱点ですから、家族には知らせないでほしいという患者もいますが、それはそれで医師も患者本人の意向を尊重した上で、きっとよいアドバイスをしてくれるはずです。

家族の協力は欠かせない

私は、再発予防でも家族の協力は欠かせないと思います。

一つは、家族が患者と話し合うことです。家族が一方的に「ここが悪い」と指摘しても、逆効果になりかねませんから、まず先生から「あなたは、こういうところが弱い」ということを言ってもらって、家族がそれに合わせるというのが理想です。

たとえば、患者が「初めての場所や状況に弱い」とか「面接に弱い」ということがわかっていれば、再びそのような状況に置かれると予想されるとき、事前に家族がよく話をして心の準備をさせてあげたり、必要なら主治医に薬などのお膳立てをしてもらう。こうして、患者がその場面をうまく乗り越えることができたら、それが自信にもつながっていくと思います。

患者が主婦だった場合、家族は治療の期間もたいへんだったと思いますが、この再発防止ということでも、むずかしいところがあります。本人がちょっとでも具合が悪そうだと思ったら、それこそ家族総動員で家事を手伝ったりして様子を見ます。過保護にならない程度に、本人と一緒にやるのです。それで、うまく切り抜けることができれば、やはり自信を取り戻していくことができるのではないでしょうか。

環境や状況の中に患者にとってよくない問題があれば、それを避けたり取り除くことがベストとは言え、むずかしいのは、それが家族関係にあるときです。暴力をふるう子どもや嫁姑の問題などが発病のきっかけになった場合は、それこそ避けようにも、患者は逃げ場がありません。そのようなときには、問題のある人に主治医から話をしてもらうことも一つの方法です。主治医も心得ていてくれるでしょうから、たとえば、ふだんから口うるさい年寄りがいたとすれば、もうちょっと角をとるようにアドバイスしてもらうのです。

医師としては、家庭の問題にあまり深入りはできませんが、病人を第一に考え、調整役になったり、適切なアドバイスをすることは当然なことだと考えます。

性格は変えるのではなく、弱い点を知ること

患者がうつ病になったきっかけをなるべく避けることや、問題を取り除くことが再発予防になるということをお話ししました。そこには、患者の性格的な傾向も考慮しなければなりません。

「あなたは、こういう点で弱いところがあります」と言うと、「では、性格を変えればよいのですね」という答えが返ってくることがあります。何度も言うようですが、発病に至るまでには一つだけの要因が作用するのではなく、そのほかのさまざまな要素が重なり合って、その結果、ある事柄がきっかけとなるだけなのです。そのうちの一つが性格だということです。

性格というのは、人生の長い間の経験が積み重なってできてくるものです。そう簡単に変えることはできません。うつ病になりやすいといわれる執着気質とかメランコリー親和型などの傾向がある人は、うつ病との関連を別にすれば、むしろ好ましい性格だと言えま

す。きまじめ、責任感が強い、他人への気配り等々。

もう一つ性格のことで言えば、いろんな受け取り方があるということです。「まじめ」という言葉から、どのようなイメージを持つでしょうか。好ましいと思う一方で、融通がきかないとか神経質というふうに思う人もあるはずです。これは、性格という複雑なものを言葉によって単純化するために起こってくる不都合なのです。しかも、自分では「私の性格はこういうもの」と思っていても、他人はまったく違うように見ていることもあるのです。

よいとか悪いとかではなく、うつ病の再発予防の観点ではこういう弱い点、問題点があるのですよ、ということを知っておくとよいということなのです。たとえばきまじめな人は、「気晴らしにこういうことをするとよい」と聞くと、それが義務化してしまったり、実行しないと罪悪感にさいなまれたりする傾向があります。また、仕事を再開すると、これまでの遅れを取り戻すという気持ちもあって、がんばりすぎてしまう。「まじめ」一つをとってみても、いろいろな刺激を受けたことによって、悪い面が出てくることがあるという例です。

ですから、性格を変えるというより、考え方を変えるというほうがいいでしょう。ただ、自分の弱い点を知っていれば、行きすぎにならないようブレーキをかけることができるということです。家族もその性格を理解していれば、「無理をしないで」と言えるわけです。

考え方を変えてみる

自分の弱いところを理解したら、再発防止のために「認知療法」や「対人関係療法」などの精神療法を受けるのもよいと思います。「認知療法」は第1章にも出てきましたが、強いストレスを受けたことによってマイナス思考となり、現実をゆがんで見るようになってしまった患者の考え方を、話し合いなどをしながら変えていこうというものです。うつ病も治っていれば、考え方が柔軟になっているはずですから、このような方法も有効だと思います。

要は、これまでとは違った視点で考えてみることだと思います。仕事で言えば、今までは一人でかかえ込んでしまったようなことも、部下にまかせてみる。やりすぎているかな、と思ったら自分で立ち止まってみる。一つのことにとらわれないで、多角的に見るような、柔軟な対応をするようにしていきましょう。

主治医とのつきあいはできるだけ続けて

患者も治ったとなると、仕事や生活などの都合もあったりして、主治医のもとに来るのがだんだん間遠くなるものです。薬も、それまでは二週間に一度もらっていたのが、維持療法の薬では一カ月に一回くらいとなり、その場合も本人ではなく家族が代わりにもらいにきたりするようになります。そのうちに、まったく顔を見せなくなってしまうことが多いものです。

でも、私は原則的には、回復しても当初は最低一カ月に一度くらいは主治医と会うのが望ましいと考えています。

薬をいつごろやめてよいかという判断も相談しなければいけないし、仮に「ちょっと変かな」と思ったときにも、再発かどうか、主治医なら的確な判断をしてもらえるわけです。治ったからそれっきり、というのではなく、その後も主治医との関係は密であることが望ましいのです。

職場や学校への復帰

職場や学校に復帰する場合にも、家族はもとより職場や学校の関係者の協力が必要です。

患者の勤務先の会社によっては、回復後の受け入れをどうしたらよいか、上司などが相談するために主治医を訪ねてくることがあります。こうした思いやりのあるところばかりならよいのですが、必ずしもそうではありません。逆に、リストラのよい機会とばかりにやってくる会社もありますから、油断はできません。どちらの場合でも、本人や家族の了解をとってもらうことは言うまでもありません。

復帰にあたっては、本人がなるべく体や精神の負担にならないような配慮をしてもらうのが理想です。しばらくはハードな仕事はさせず、残業もさせないようにしてもらうのです。段階的にいわば「慣らし運転」のようなことができれば言うことはありません。でも、これまたむずかしいことが多いのです。当然のことながら、会社というのは個人の意向ばかりを優先するわけにはいかないからです。ましてや小規模な会社であれば、たとえ一人のこととはいえ、影響は大きいのです。

理想を言えば、会社側の人と主治医がきっちりと話し合うことです。勤務時間や対応の仕方など具体的なことを知ってもらうのです。ただ、きっかけが職場の人間関係にあったとすると、ちょっと面倒です。配置転換などもよいとは思いますが、安易にそれをやって環境が変わったり、本人が閑職に回されたと受け止めてしまうと、逆効果になる可能性があるからです。そんなこともあるので、会社の人とはしっかりと話し合って、本人に最もよいと思われる方法をさがすことが必要なのです。

復帰直後は当然、本人は緊張するでしょうし、仕事の遅れを取り戻そうとがんばりすぎてしまうでしょう。一方、会社の人々もどう接していいかわからないかもしれません。そんなときは、会社側の人にはあまり気をつかわずごく自然に接して、以前と同じようにどんどん話しかけてもらうようお願いします。

学校に復帰する場合、中学、高校までなら担任の先生や医務の先生がいるので、家族も受け入れ態勢の相談がやりやすいと思います。うつ病だと知られたくないと本人が希望する場合も、「病気で休んでいたけれど」とうまくクラスメートには説明してくれるでしょう。むずかしいのは大学生の場合です。多くの大学では中学の担任のような先生がいないため、受け入れ態勢がちゃんとできていないのです。その場合、頼りになるのは、やはり家族だと思います。

心の安定を心がける

最近、「心を癒す」音楽だとか、絵本や人形などのグッズ類、そしてアロマテラピーなどが注目されています。これらは、現代社会にはいかにストレスが多いかということの証明のような気がします。

ですから、うつ病が治った人にとっては、なおさら日常生活での心の安定をはかることがたいせつです。気分をゆったりさせ緊張を解く、ストレスを解消する、気晴らしをするなどが、再発防止に有効なのです。

具体的には、趣味を持ったり、旅行やスポーツを楽しむことです。コーラスや社交ダンス、家庭菜園、映画や演劇の鑑賞などいくらでもあります。そうした自分が好きなことをさらに広げるなり、深めるようにしていくのです。旅行やスポーツも、適度に体を動かすことで緊張が解け、気分も解放されるでしょう。

こう言うと、「私は趣味なんかありません」と言う人が必ず出てきます。でも、無理に趣味を持たなければいけないのだ、と思うことはありません。なんでもよいのです。あまり意味を求めなくとも、散歩でも、ぼーっとテレビを見ていることでも、じっと静かにしていてもよい。そのうちに、自分が何に一番癒されるのかがわかってくれば、それをやればよいのです。何がいいかは、人それぞれ違って当たり前です。

一番いけないのは「ああ、何かしなければいけないのだ」と思い込んでしまうことです。たとえば、そんな気持ちでジョギングを始めたとすると、「続けなければ意味がない。休んではいけないのだ」と思い始め、せっかくの気晴らしが強迫観念に変わり、逆に悪い方向にいきかねません。

ごく自然に、自分がやってみようと思うことを始めればよいのです。

■残念ながら再発したとしても

仮に再発したとしても、あわてることはありません。

この場合でも、早期発見、早期治療が大事です。その点、一度経験していますから、本人も「前のときと似たような感じだ」とか、「何かありそうな気分だ」ということが自覚できます。そんなときは、すぐに主治医に相談すればよいのです。家族にしても、「このところ、イライラしているんじゃない?」とか「無理しすぎているんじゃない?」「またお酒の量が増えてきたんじゃないの」と、変化にいちはやく気がつくでしょう。これが大事なのです。

主治医のほうでも、元患者だけに症状や治療の経過、薬は何が一番有効だったかなどを熟知しており、対応もスムーズで迅速です。

おかげで、再発しても軽くすんでしまうことが多いのです。

このようなこともあるので、主治医との関係はなるべく長く保っているようにしたいものです。そうは言っても、主治医がかわらざるをえないことも往々にして起こってきます。たとえば、引っ越しで遠くに住むことになったり、大きな総合病院では担当医がかわることがあります。

同じ病院で担当医がかわった場合は、本人のカルテが保存してありますから、あまり問題はないでしょう。困るのは、まったく違う病院で、初めての先生に診《み》てもらうことになった場合です。白紙の状態で診察してもらうと、先生のほうは症状も薬もわからないので、初めからやり直しになってしまいます。

こうしたことがないように、病院をかえるときには、前の主治医に紹介状を書いてもらうと同時に、自分の治療の経過や薬についての文書もつけてもらうようお願いすることです。また、自分でも前の症状についてのデータを書き、それを一緒に新しい先生に見てもらえば、完璧です。

■家族もあまり神経質にならないよう

再発しないようにするために注意すべきことをお話ししてきました。

この場合でも、家族のケアがいかに重要かがわかったと思います。でも、家族があまりにも神経質になりすぎないように注意してください。あまりに気をつかいすぎると、本人もそれに敏感になってしまい、悪い効果となります。

また、再発してしまったときに、自分のせいだと責任を強く感じてしまう家族がいます。「きっかけ」は、日常生活の中にはいくらでもあるわけで、家族ばかりが悪いわけではないのです。このことで、自分を責めないように。前のときと同じように、患者が早く治るよう、ケアに前向きに取り組んでいけばよいのです。

言うまでもなく、人それぞれに違いがあるように、家族のかたちも千差万別です。

ですから、再発予防という観点でも、こうあるべきといった「理想の家族像」というものはないと思います。なぜなら、はたから理想的な家族と思われていても、発病するケースもありますし、ましてうれしいことでも状況によっては、うつ病を引き起こすのですから。

きまじめな父親は仕事熱心で家庭を顧みない、ということがあります。また、主婦が完璧をめざして家庭をとりしきっていると、家族が緊張状態になってしまいます。何事もほどほどに、そして夫婦であっても互いに弱点を認め合い、子どもに対しても人格を認め、距離を置くぐらいがちょうどよいのではないでしょうか。

父なら父、母なら母、本来言われている家庭の中の役割をきっちりと果たすことが大事だと思います。このごろはそれが崩壊しているとは言われますが、バランスがくずれていても、あるいは突出している人がいても、それなりに自然な状態であればよいのです。私は「ごくふつうの、自然な」生活ができる家庭がよいと思います。家庭というのは、くつろぐことができる、あたたかい場であってほしいものです。

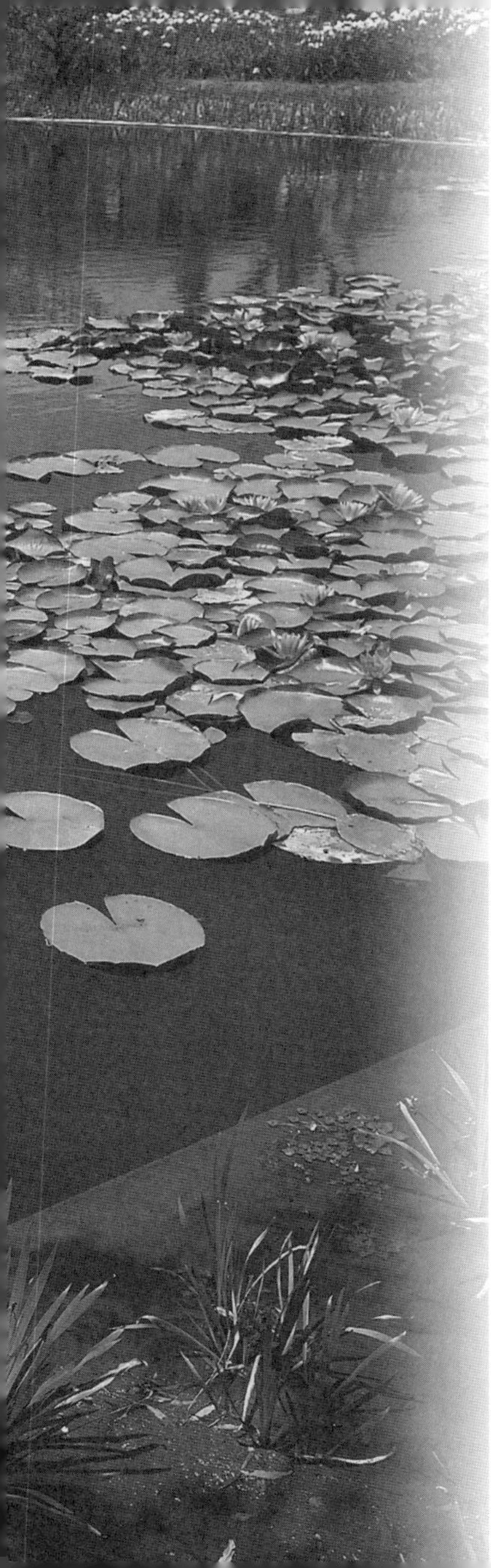

第5章

双極性障害についても知っておきましょう

これまで取り上げてきた「うつ病」というのは、この本の初めに述べたように症状がうつ状態だけの、いわゆる単極性の「うつ病性障害」でした。なぜならば、患者数で言えばこのうつ病が圧倒的に多いからなのです。

でも、昔から躁《そう》うつ病と呼ばれてきたように、躁状態とうつ状態が繰り返す症状もあって、これを「双極性障害」と呼んでいます。また、あまり患者数は多くはありませんが、単極性の躁病もあります。これらをひっくるめて「気分障害」というくくりになっていることについてはすでに説明しました。

ときとして単極性のうつが、あとになって双極性障害だったということもあります。そんなこともあって、この章では双極性障害についても簡単に説明しておこうと思います。

■双極性障害の症状は

双極性障害というのは、躁状態とうつ状態を繰り返すタイプです。

うつ状態については、すでにお話ししたとおりです。

では、躁状態というのはどのような症状なのでしょうか。一言で言うと、心身ともにいわゆるハイの状態です。うつ状態とは反対の気分です。これが軽い場合は、積極的、行動的、明るい、やる気があるなど、本人も充実した気分で、なかなかいい感じになっています。周りからも「仕事をばりばりこなす人」「疲れも見せずにがんばるタフな人」に見えます。

ところが躁が強くなると、大騒ぎをしたり、大きなことを言ったり、気が大きくなってとんでもないことをしでかすようになってしまいます。言動に、いわばブレーキがきかない状態になってしまうのです。

ですから躁状態になると、それこそ家族をはじめ周りの人は振り回されてしまうことになります。

アメリカの精神医学会のＤＳＭ―Ⅳの分類（18ページ参照）で見たように、双極性障害は「気分障害」に入っています。

躁病の症状としては、「極端な気分の高揚、多幸感、怒りっぽさ」を中心として、ほかに①エネルギーが高まって、ほとんど眠る必要がないと考えている、②他人がついていけないほど速く話す、③気分が散りやすく、数分ごとに話題が変わる、④自分の力が偉大であると思い込む、⑤結果も考えずに、浪費や不適切な性的行動など無謀なことをする、などをあげています。

また軽い躁については、気分が高揚してふだんよりも気分がよく、仕事などでは生産性が向上する、というように説明しています。

こうした躁状態と、うつの状態が繰り返しあらわれるわけです。むずかしいのは、この二つが交互にあらわれるわけではなく、たいていは不規則であることです。一般的には、躁の期間は二、三カ月ほどで、うつの期間が数カ月から一年と言われ、いずれにしてもうつの状態のほうが長いようです。もちろん、それも個人によって異なることは言うまでもありません。

初めて躁病で発病した人の場合は、医師は一応、双極性の可能性を考えて治療にあたります。

一方、うつで発病した人の場合は、回復のときに元気になりすぎることがありますが、そのほとんどはそれまでのうつの反動だと考えられています。これに対して、「躁転」といって、うつ病の治療で改善したと思われるときに、急にはっきりと躁状態に変わってしまうこともあります。うつだけを繰り返す、つまり単極性のうつのタイプだと思っていたら、あるときから躁も起きてしまったという例もあるので、医師は慎重に見きわめることになります。

双極性障害の場合も、うつ病と同様に原因についてはよくわかっていません。また、家族に似たような人が出やすいとも言われています。

■治療と家族のケア

早期治療、薬、休養が重要という点では、治療は単極性のうつの場合と基本的には同じです。

躁状態の場合は、うつの場合にくらべると、家族や周りが「いつもと違う」と気づきやすいと思います。ただ、軽いときは、先ほど説明したように、本人も、またはたから見ても、たいへんよい感じなので、見すごしやすいということがあります。

たいへんなのは、典型的な症状が出てきたときです。突然、気分がハイの状態になり、おしゃべりになったり、活動的になるから、わかりやすいと言えばわかりやすいのですが、それに伴っていろいろなトラブルを起こしてしまうことがあるのです。

たとえば、患者自身は自分にはすごく能力があると考えますから、周りが無能に見えて、えらそうな態度に出てしまいます。会社であれば、上司に対して傲慢な態度に出たり、やたらと部下をどなりつけたりします。とんでもない大きな取り引きの契約を、独断でしてしまったりすることもあります。けんかざたも多くなります。また、寝なくても平気なので、会議などでは声がかれるほどしゃべりまくり、徹夜もものともしません。

やたらと気前がよくなって、とんでもない高額なものを買ってしまったり、家族に相談もなく返済能力を超えた借金をしたりする人もいます。車に乗れば、たいへんなスピードで飛ばす。電話をかけまくるようなこともあります。

明るい快活な状態と怒りっぽくなる状態を繰り返すので、周りはたいへんです。でも、本人には病気だという自覚がありませんから、周りの人の気持ちを配慮するなどということはありません。そのため、人間関係がめちゃめちゃになることもしばしばです。

なんとしても病院へ連れていく

このような状態になると、まず患者を病院に連れていくのがたいへんです。

本人は気分は爽快だし、自分はえらいと思っていますから、人の言うことなどは聞きません。このために治療が遅くなる例もあるのです。とにかく、少しでも言うことを聞く友人や上司がいれば、その人に頼んででも、なだめたりすかしたりして病院へ連れていくことが必要です。

病院へ行ったら行ったで、初めは医師の言うことも聞きません。でも、そこは先生方も経験していますから、患者に対しては「今、あなたは頭がさえすぎています。あまりさえすぎていると、行き違いやトラブルのもとにもなりかねません。また、不眠不休で動いていて疲れやすくなっているので、休養が必要なんですよ」というように、うまく話してくれるでしょう。

あまり躁状態が強いと、入院することを勧められると思います。交通事故やさまざまなトラブルを引き起こさないためにも、また家族をはじめ周りの人たちが振り回されて疲れ果ててしまわないためにも、入院は必要な処置なのです。

治療のメインは薬です。

躁の治療では、うつ病の再発予防の維持療法でも使う炭酸リチウム（商品名リーマス）が中心になります。躁に対する効果が高く、副作用として吐きけ、食欲不振、下痢、手のふるえ、口の渇きなどもありますが、比較的軽いものです。このほかカルバマゼピン（商品名テグレトール）やバルプロ酸ナトリウム（商品名デパケン）というてんかんの薬も使用されます。

これらの薬と、うつ状態になったときの薬を、主治医は患者の症状を見きわめながら使用していきます。特に一方から他方への移行期や、両方の症状が同時に見られる混合状態の患者への処方はたいへんむずかしいのですが、医師は自分の経験と腕を発揮して、うまくやってくれるはずです。

家庭では、家族が薬の管理をしっかりやることが肝心です。特に躁の状態では、本人は気分がよく、また病気だという自覚がありませんから、なかなか薬を飲もうとしないかもしれません。また、患者の行動が行きすぎないようブレーキをかけることも必要です。場合によっては、車のキーや銀行のカードを預かっておくぐらいはしておいたほうがよいでしょう。

自殺のおそれがあることについても、知っておいてほしいと思います。躁の状態での自殺はないわけではありませんが、やはりうつの状態のときのほうが死を考えがちになりますので注意が必要です。

■再発の可能性を考えて

双極性障害の場合も、薬で治ります。

しかし、治ったかどうかの判断はなかなかむずかしいものがあります。たとえばうつがおさまってほっとしたところで、反対に躁にいってしまう。その見きわめがつきにくいのです。ですから、元に戻ったのはいいけれど、「戻りすぎた」かどうかを慎重に見ることになるわけです。

ちょっとでも心配があれば、早めに主治医に相談してください。同時に、本人が逸脱した行動に出ないように、家族は気を配ってほしいと思います。

双極性障害では、単極性のうつにくらべると再発の可能性が高いと言われています。また、慢性化しやすいということもあります。

このため、再発の予防としては、やはり薬による維持療法がとられます。炭酸リチウムを中心に、治療の結果がよかった薬を徐々に分量を減らしながら飲むことになります。この場合も、本人は「調子がよくなったのだから、もう必要ない」と勝手にやめてしまうことがありますから、長期に飲み続けるよう、家族は説得してください。

このほか、本人の気分を安定させるよう家族が努める必要があることは言うまでもありません。

の症状が顕著で、しかも同時に存在すると言われ、感情の変化や幻覚、妄想も見られるが、比較的おさまりやすい。「分裂・情動障害」と言われるものに近い。

■境界性人格障害

情緒不安定で衝動的な行動をとりやすくなる人格の障害で、よい人間関係をつくることが困難。成人前の若い年齢に見られ、ときに自分の手首などを切る（リストカット）など自傷行為を繰り返すこともある。最近、世界的に増加していると言われる。しばしばうつ状態にもなるため、うつ病との区別がむずかしい。

■慢性疲労症候群

最近、診断をつけられるようになった病名で、強い疲労感を訴え、あわせて倦怠感が半年以上続く。頭痛、睡眠障害、思考力の低下、うつ状態などもあり、うつ病の症状と非常によく似ている。このため、うつ病かどうかの診断がきわめてむずかしい。発病のメカニズムはまだ明らかになっていないが、免疫の異常が関係しているとも言われる。

■痴呆

物忘れ（記憶障害）や計算力、判断力などの知的機能の障害が起こり、本人にはその自覚がない。症状が進むと妄想があらわれたり、異常行動をとるようになる。アルツハイマー型痴呆と脳血管性痴呆、びまん性レビー小体病とがある。脳血管性痴呆は、脳梗塞や脳出血によって脳の神経細胞の働きが低下するもの。アルツハイマー型痴呆の場合は、脳の神経細胞が徐々に死滅していくために障害が起こるもので、原因究明はまだ十分に進んでいない。

うつ病でも痴呆に似た症状になるが、これは「仮性痴呆」と呼ばれ、うつ病が治るとともに痴呆状態も消える。

■てんかん

脳の神経細胞の刺激によって、けいれん（ひきつけ）を繰り返したり、意識がなくなったりする。治療には抗けいれん薬を投与する。この抗けいれん薬の一部は、躁病の治療にも使われるようになった。また、けいれん発作とは別に、不機嫌になったりうつ状態になることがある。

■非定型精神病

精神分裂病と躁うつ病の両方の症状が見られるもの。両者

■自律神経失調症

交感神経系と副交感神経系のバランスで調整されている自律神経の働きが、さまざまな原因で障害が起こり、倦怠感、めまい、頭痛、動悸などの症状が出る。中でも心因によって強い影響を受け、ストレスで症状の変動をきたしやすい。

神経症あるいは軽いうつ病の場合に、便宜上この診断をつけることが多い。

■精神分裂病

思春期や青年期に発病することが多い。症状は人格全般に及ぶのが特徴で、考え方や感情が特異な形であらわれる。また幻覚や妄想が見られ、病気であるという自覚がない。前駆症状として、うつ状態があらわれることがある。最近は、薬物療法で回復する可能性が高くなっている。

■全身性エリテマトーデス（SLE）

結合組織がおかされる膠原病の一つ。両頬から鼻筋にかけて赤い点々ができ、高熱、筋肉痛、関節痛などの症状が出る。それらの症状の一つとしてうつ状態がある。治療には副腎皮質ステロイドホルモンが有効とされている。なお、副腎皮質ホルモン自身によっても、うつ状態が見られる。

どがある。このほか「説得・支持・暗示療法」などは一般的に行われる。わが国独自なものとしては、「森田療法」「内観療法」がある。軽いうつ状態、うつ病の回復期の治療や再発防止には有効だと言われる。

治療は個人で行う方法と、グループで行うケースがある。

<うつ病の周辺の病気>

■神経症（ノイローゼ）

精神的な要因で不安が生じ、それがうまく処理できないことから心身の機能障害を起こすこと。心理的な原因で発症することが特徴。日常生活には多少の支障はあるが、精神症状はそれほど重くなく、具合の悪い状態についての自覚はある。分類では「不安神経症」「恐怖症」「強迫神経症」などがある。治療は精神療法が主で、薬物療法が行われる。

最近注目されてきた「パニック障害」というのは「不安神経症」の一種といってもよく、急性の不安発作（パニック）を繰り返すもの。

「抑うつ神経症」は反応性うつ病と非常に近く、憂うつ気分、不安などがあらわれるが、軽い状態が長く続く。

■副作用

薬の本来の目的以外にあらわれる作用、影響。たとえば三環系抗うつ薬の場合、口渇、起立性低血圧、眠け、排尿障害、目の焦点が合いにくいといった副作用が見られる。副作用があると、治療の継続が困難になることがあり、これを減らしたりなくすための方法がとられる。なお、副作用が強いか弱いかは個人差が大きい。

■向精神薬

脳に働いて精神機能に影響を及ぼす薬物の総称。このうちうつ病の治療には、もちろん抗うつ薬（感情調整薬）や抗躁薬が使われるが、患者の症状によっては睡眠薬、抗精神病薬（強力精神安定剤）、抗不安薬（精神安定剤）、抗てんかん薬（抗けいれん薬）なども用いられる。

抗精神病薬は本来、幻覚や妄想を改善するための薬だが、躁状態をしずめるためにも使用される。

■精神療法（心理療法）

治療者が、言葉や人間関係を通して、相談者の心に働きかける治療方法。心理療法とも言う。代表的なものとしては「精神分析療法」「行動療法」「認知療法」「対人関係療法」な

<治療と薬>

■薬物療法

うつ病の治療で主流を占めるのが薬物療法。抗うつ薬と呼ばれる薬が中心で、患者の症状に合わせそれ以外の薬も用いられる。

抗うつ薬はうつ気分を改善し、意欲を高め、考えをスムーズにする作用がある。現在、わが国で主に使われているのは三環系抗うつ薬と四環系抗うつ薬。三環系というのは、この薬の化学構造式で3つのベンゼン環を持っているところから、この名がある。ただし、これには副作用が強いことがあるため、その後に開発されたのが副作用が比較的少ない四環系抗うつ薬で、さらに改良が進められ、最近、SSRI（選択的セロトニン再取り込み阻害薬）が出ている。

抗躁薬は躁病と躁状態に有効な薬物で、炭酸リチウム（商品名リーマス）がよく知られる。最近は、興奮が激しく、炭酸リチウムが効きにくい場合に抗てんかん薬のカルバマゼピン（商品名テグレトール）が用いられるようになった。

なお、炭酸リチウムは、うつ病や双極性障害の再発防止にも使われる。

れられていなかったものも含まれている。

■昇進うつ病・空《から》の巣症候群・引っ越しうつ病・仮面うつ病

「うつ病」の名の前に、そのきっかけとなったような状況などをつけ加えた病名が多い。精神科の正式な名称としてはあまり使われることはないが、患者などが病気を理解するには都合がよいこともあって、俗称的にはよく知られているものが多く、反応性の軽いうつ病のものが多い。

■神経伝達物質

脳についての研究が進み、脳内のメカニズムが少しずつ解明されてきている。脳内で情報が伝わるには神経を経由するが、神経細胞と神経細胞の接合部分をシナプスといい、この2つの細胞の間にはシナプス間隙というすき間がある。このすき間で、一つの細胞から次の細胞へ情報を運ぶ働きをするのが神経伝達物質と言われる化学物質。神経終末から放出され、受容体を介して細胞内に情報を伝達する。モノアミン(アセチルコリン、ドーパミン、セロトニン、ノルアドレナリンなど)、アミノ酸、神経ペプチドなどがある。うつ状態のときは、セロトニンやノルアドレナリンという神経伝達物質が減少していると考えられている。

■躁うつ病（外因性・内因性・心因性）

躁の症状、うつの症状、そして双方があらわれるものを、これまで躁うつ病と呼んでいた。このうち原因がはっきりせず、自然に起きてくるものを「内因性うつ病」と呼び、これが典型的なうつ病とされた。

これに対して体の病気、薬によって起きるものを「外因性うつ病」、精神的原因や心因で引き起こされるものを「反応性（心因性）うつ病」と呼び区別してきた。

最近は、このような分類ではあいまいなところが多いため、日本でもＩＣＤやＤＳＭにのっとった分類や診断が行われるようになってきている。ただし、従来の呼び方がまったくなくなったわけではなく、特に「反応性うつ病」という診断はよくつけられている。

■軽度うつ病（軽うつ病・軽症うつ病）

うつ病の程度が典型的なうつ病にくらべて軽いものをさす。「仮面うつ病」などがこれに該当すると言われているが、厳密な定義は今のところない。ストレスなどによる反応性のうつが多く、神経症などとの見分けはかなりむずかしい。外来治療が可能な場合を言うこともあるが、治療法が進んだ現在、あいまいになっている。かつては、うつ病の範疇には入る分類をしているのが特徴で、また一人の患者を5つの軸から多面的に診断するという特色（本文20ページ参照）がある。

この分類によると、うつ病は「気分障害」（または「感情障害」）に含まれる。これはさらに、同じ人が躁状態とうつ状態の両方の病相を持つ「双極性障害」、うつ状態のみ（単極性）の「うつ病性障害」とに大きく分けられている。

また「うつ病性障害」は症状によって「大うつ病性障害」、それよりも軽く、またそれが2年以上続く「気分変調障害」に分類される。

■混合状態とラピッドサイクラー

混合状態とは双極性障害のうちで、躁病とうつ病の両方の症状が同時に見られるような状態。これに対してラピッドサイクラーは、うつまたは躁の状態を短期間に繰り返すタイプをさす。

■抑うつ状態

気分が沈み、落ち込んだ、憂うつな気分の状態をいう。本書では読者の混乱を防ぐため「抑うつ」の語は使わず、「うつ状態」としている。

頭を整理するための用語集

本文の中で何度も出てきた医学用語、そして一度しか出てこなかったけれど、うつ病を理解する上で重要な言葉などについて、あらためて簡単に解説しておきます。

＜うつ病とその症状＞

■ICD―10

International Classification of Diseasesの略。世界保健機関（WHO）による国際疾病分類で、現在第10改訂版が出されている。精神障害ばかりではなく、すべての疾患を取り上げ、分類。このうち精神障害は第5章で、症状によってＦ0～Ｆ9に大別されている。ちなみに「気分障害」はＦ3の項となっている。

■DSM―Ⅳ

ＤＳＭは、Diagnostic and Statistical Manual of Mental Diseasesの略。アメリカの精神医学会が発行している精神障害の診断と統計のマニュアルで、Ⅳは1994年に発表された第４版という意味。精神障害に関する診断と分類を解説、広く世界各国で使われている。障害の原因ではなく、症状によ

索　引

うつ病の人の気持ちがわかる本

平成十三年三月二十日　第一刷発行
平成十五年五月二十日　第五刷発行

著　者　保崎秀夫

発行者　村松邦彦

発行所　株式会社 主婦の友社
郵便番号101-8911
東京都千代田区神田駿河台二―九
電話（編集）〇三-五二八〇-七五三七
電話（販売）〇三-五二八〇-七五五一

印刷所　図書印刷株式会社

もし落丁、乱丁、その他不良な品がありましたら、おとりかえします。お買い求めの書店か主婦の友社資材刊行課（電話〇三-五二八〇-七五九〇）へお申しいでください。

ISBN4-07-229381-4